健康ライブラリー　イラスト版

パニック症と過呼吸

発作の恐怖・不安への対処法

医療法人悠仁会
稲田クリニック／北浜クリニック　理事長
稲田泰之 監修

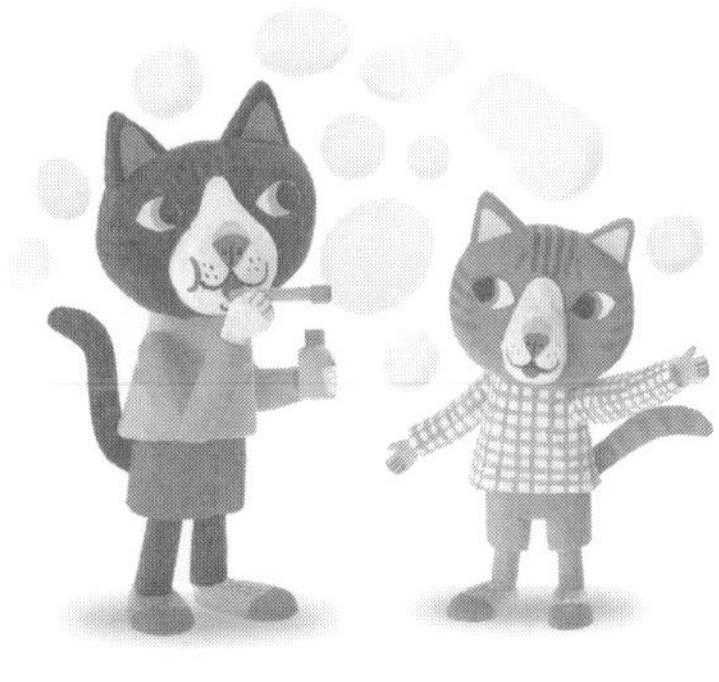

講談社

まえがき

パニック症は、パニック発作をくり返す病気です。身体的な原因はないにもかかわらず、さまざまな不快な症状が突然生じるのがパニック発作で、「過呼吸」もその症状の一つです。しかし、過呼吸のないパニック発作もありますし、パニック発作があれば、必ずパニック症だというわけでもありません。また、パニック症の診断基準に当てはまるような状態でも、「過呼吸を起こしやすいだけ」と思われている人もいます。症状の原因を調べるために、さまざまな診療科を転々とする人も少なくありません。

パニック症の本質は、「このまま死ぬかもしれない」という強い恐怖感・不安感にあります。恐怖や不安は、危険を避けて生き延びていくために必要なものですが、行きすぎれば生活に支障をきたします。発作を避けようとしてどんどん「できないこと」が増えていけば、自己否定感が強まり、うつ状態に陥ることもあります。

生活に支障をきたすほどの恐怖や不安がわきあがる根本的な原因は、危険を察知する脳のセンサーの過敏さにあると考えられます。一方で、症状をどのようにとらえ、どのようにふるまうかが、病状の改善に大きく影響する面もあります。パニック症の特徴や、発作が大きくなっていくしくみをよく知れば、発作が大きくなる前にできること、発作をくり返さないために自分でできることもみえてきます。

近年リモートワークが普及するとともに、「合理的配慮」や「治療と仕事の両立支援」といった多様な働き方を可能にする考え方が広まってきたことで、パニック症の患者さんが能力をいかせる機会が増えてきていると感じます。主治医の治療と患者さんのセルフケア、周囲の理解と配慮を三位一体で進めていくことができれば、パニック症の人の生活は格段に暮らしやすいものになるでしょう。患者さんが発作の恐怖や不安を乗り越え、能力を十分にいかして生きていくため、あるいは周囲の方がパニック症への正しい理解を得るため、本書で示す内容がお役に立てばうれしく思います。

医療法人悠仁会　稲田クリニック／北浜クリニック　理事長

稲田 泰之

※日本精神神経学会では、従来から用いられてきた「パニック障害」を「パニック症」と呼ぼうという指針を発表しています。本書ではその指針に基づき、原則として「パニック症」と表記しています。

パニック症と過呼吸
発作の恐怖・不安への対処法

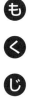

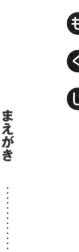

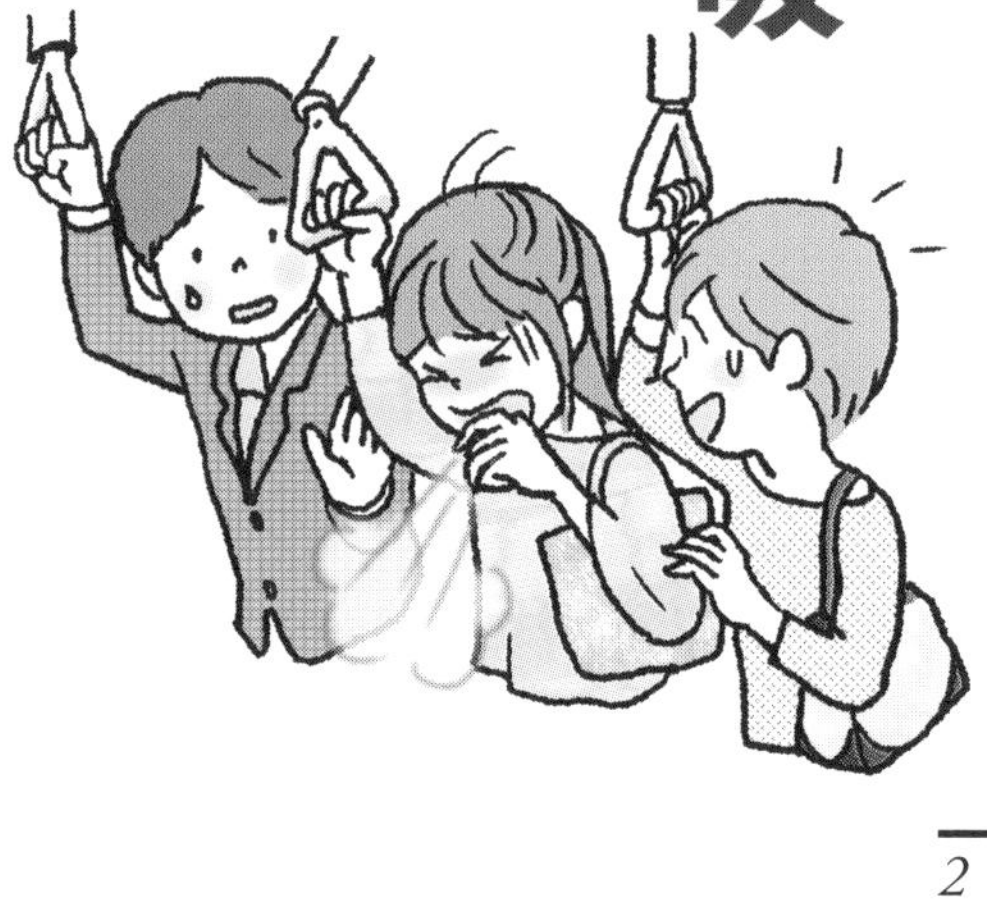

もくじ

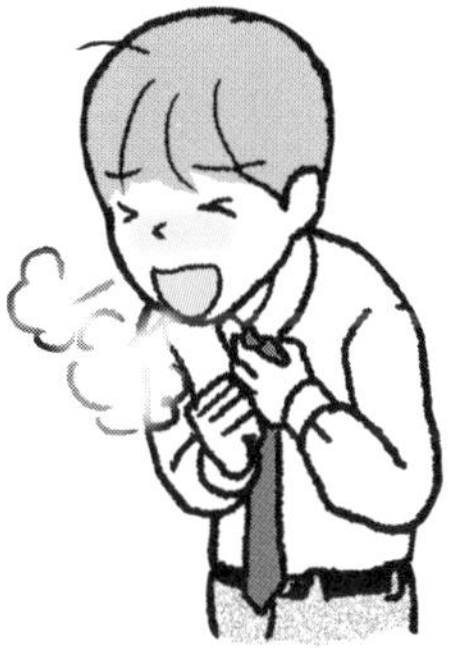

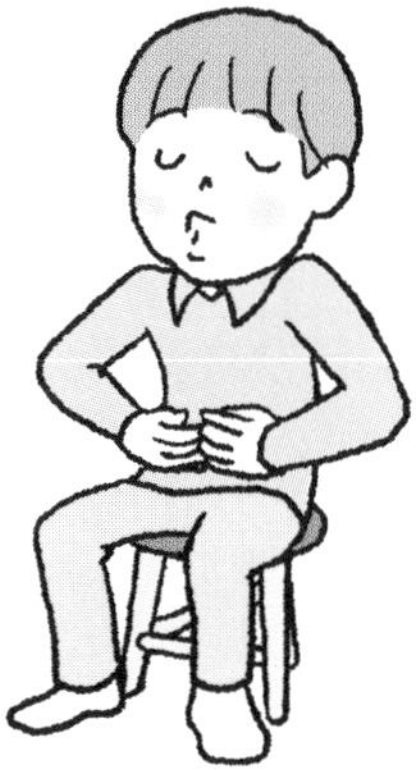

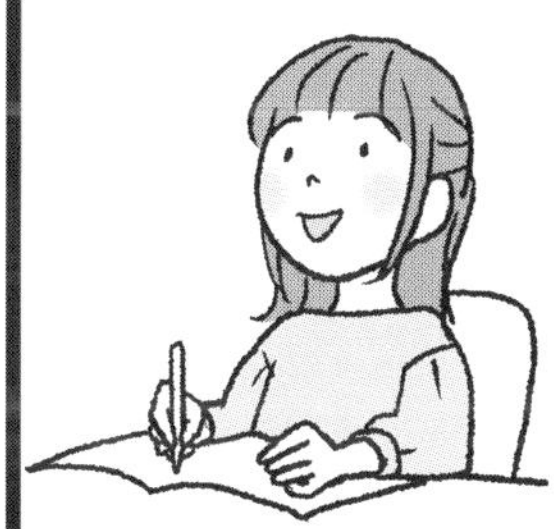

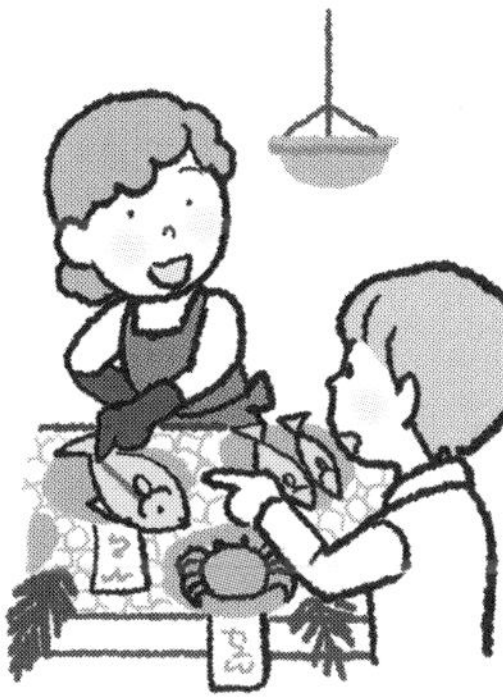

やっていいこと・悪いこと

過呼吸、パニック発作への応急処置

これといった原因はないにもかかわらず、息苦しさ、動《どう》悸《き》、めまいなどが突然生じ、激しい不安に襲われるパニック発作。突然の変化に、本人はもちろん、周囲もあわてふためきがちですが、パニック発作は必ず自然におさまります。落ち着いて対応しましょう。

過呼吸（→P14）はパニック発作の症状の一つ。パニック発作時に現れる症状は、人によって違いがある（→P12）

注意！

ここで示す応急処置のしかたは、「パニック発作」であることが明らかな場合に限定しています。初めて強い症状が現れたときは、身体的な異常がないか調べておくことが必要です（→P16）。

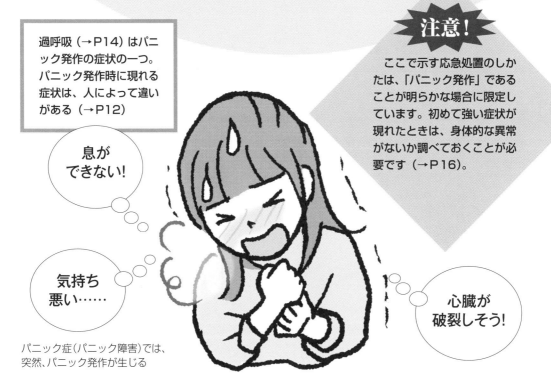

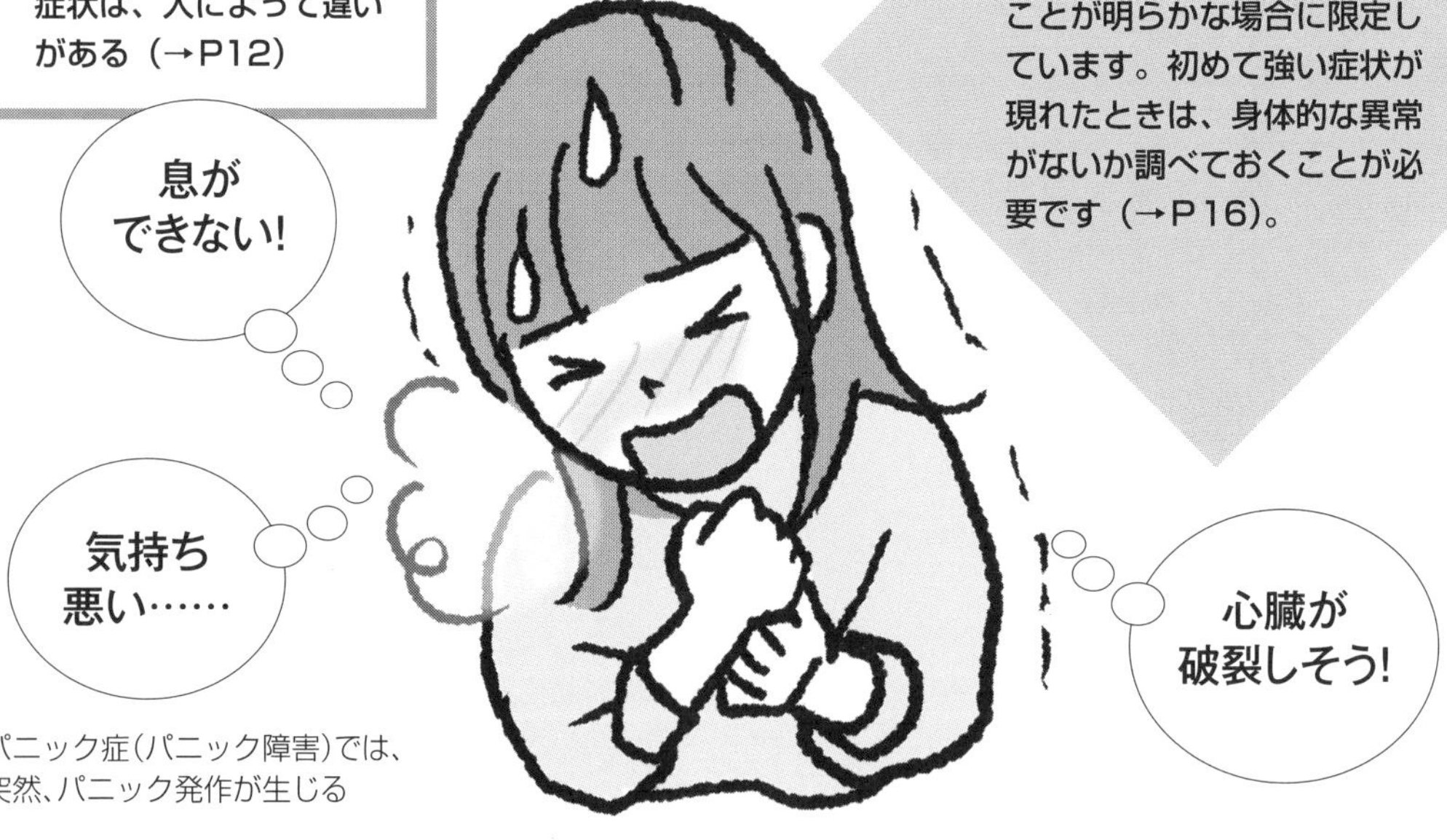

パニック症（パニック障害）では、
突然、パニック発作が生じる

息を止める

　過呼吸が生じているときは、意識的に呼吸数を減らすと息苦しさが改善します。ゆっくり呼吸するのがむずかしければ、いったん息を止めるようにするとよいでしょう。

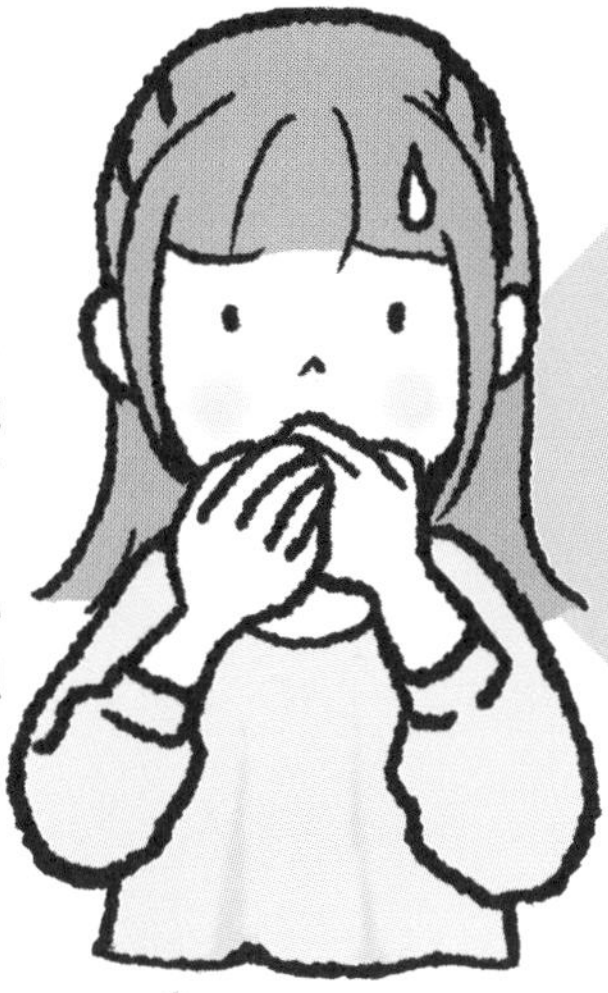

周囲の人は冷静な声かけを

　本人は苦しさ、恐怖感でいっぱいで、冷静な行動をとりにくいことも。周囲の人は冷静な声かけ、安全な場所への誘導などを心がけてください。

10〜15分程度で、必ず症状は弱まっていく

　「おや？」と感じてから、症状が激しくなってピークに達するまでの時間はおよそ10分間。その後、必ずおさまっていくのがパニック発作の特徴です。

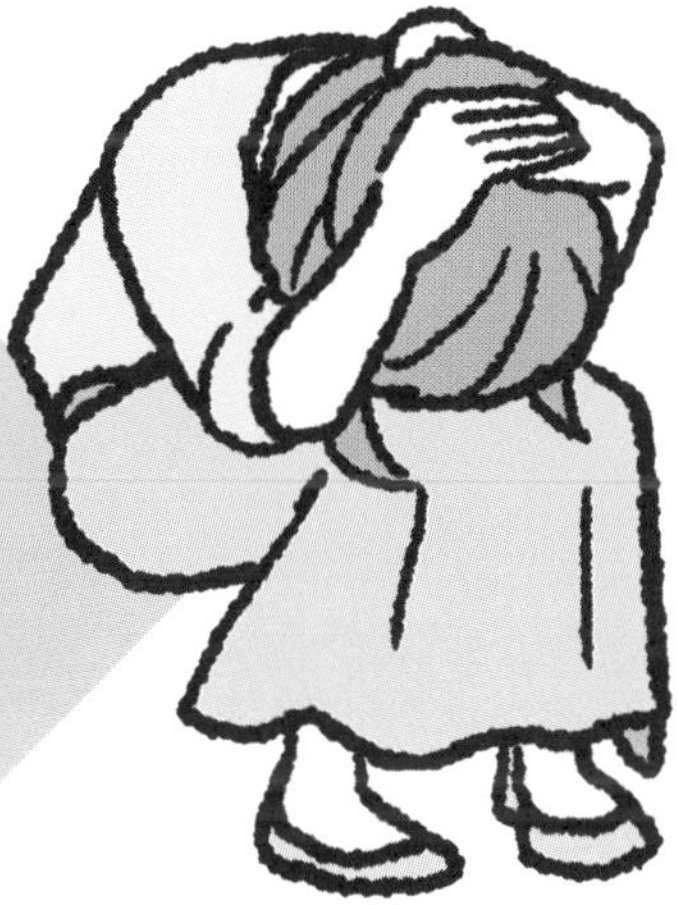

座った姿勢で前かがみに

　座れる場所に移り、前かがみの姿勢をとると、自然に呼吸数を減らせます。

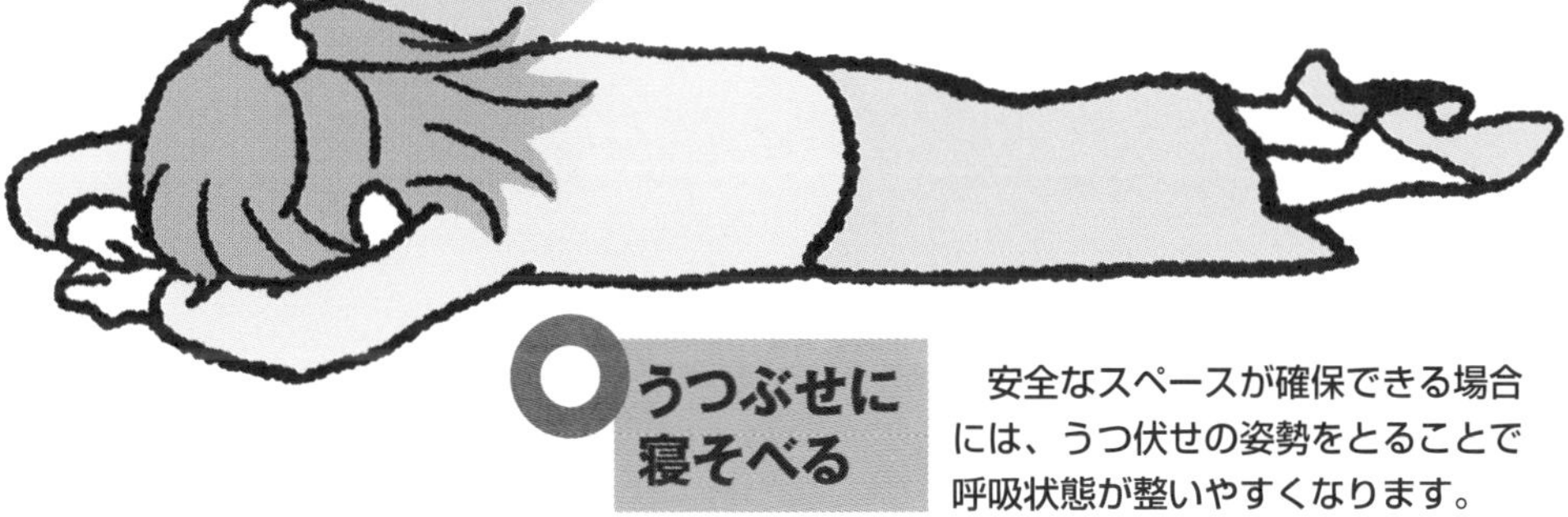

うつぶせに寝そべる

　安全なスペースが確保できる場合には、うつ伏せの姿勢をとることで呼吸状態が整いやすくなります。

✖「口元に紙袋」は避ける

「過呼吸を起こした人には紙袋を口に当て、吐いた息を吸わせるとよい」と聞いたことがあるかもしれません。体内の酸素と二酸化炭素のバランスを取り戻すための対処法とされますが、二酸化炭素への過敏性があると、かえって発作が悪化します（→P35）。

酸素濃度が低くなりすぎることもあり、安易な使用は危険です。紙袋は使わず、ただ息を止めるように促してください。

✖かまいすぎはNG

過呼吸など、パニック発作であることがわかっている場合には、声かけは最低限に。症状が自然に鎮まっていくのを待ちましょう。

本人の「発作を起こすと心配してくれる」という思いが強まると、治療へのモチベーションが低下してしまうこともあります。

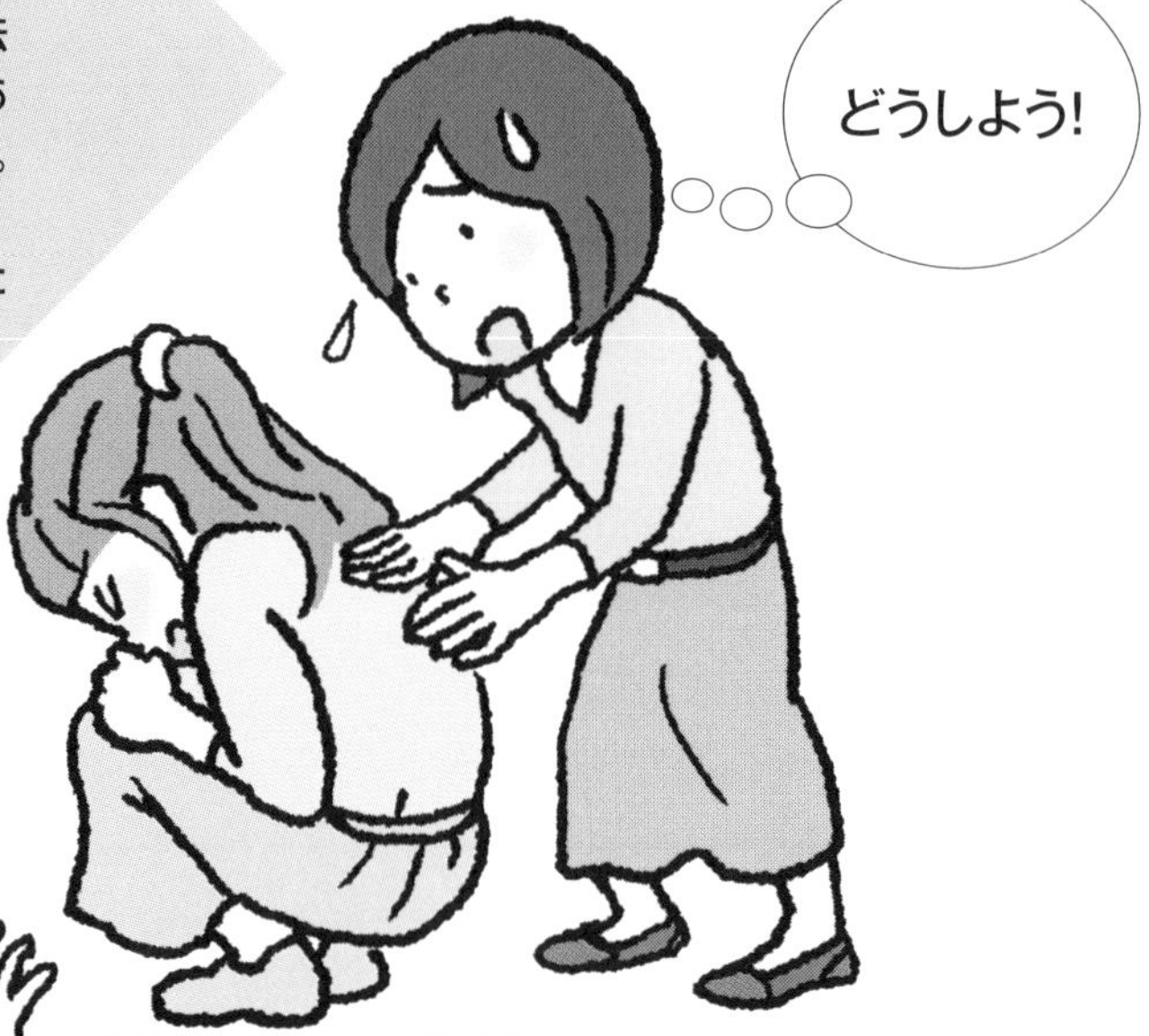
どうしよう!

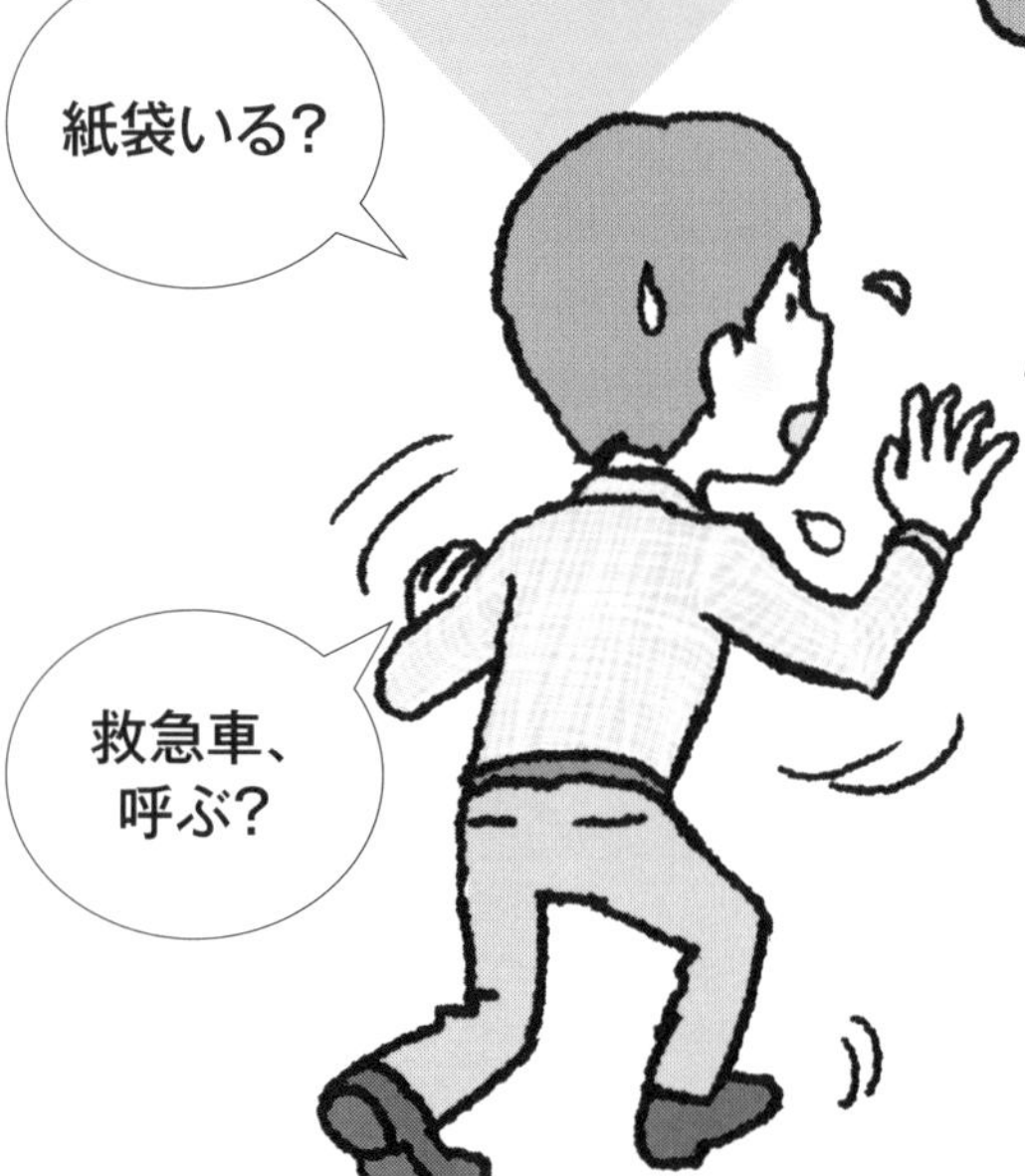
紙袋いる?
救急車、呼ぶ?

事情を知らないと動転するのも無理はない。パニック症の人は、日頃から身近な人に理解を求めておくとよい

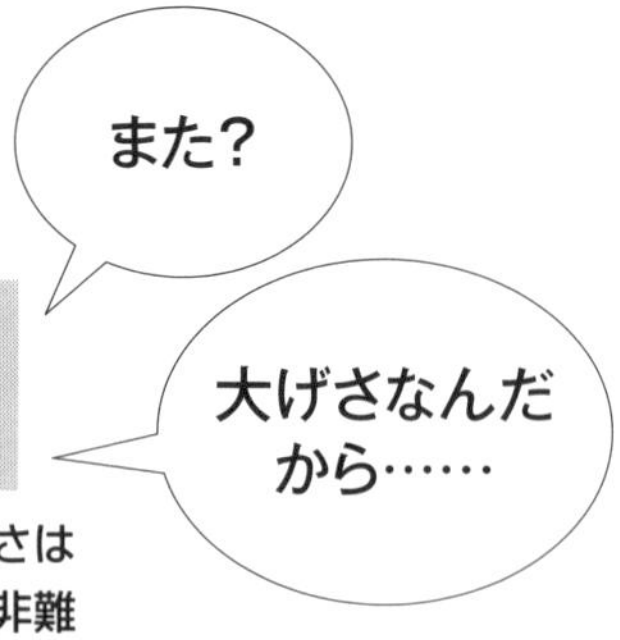
また?
大げさなんだから……

✖非難するのは、もちろんNG

パニック発作の苦しさは演技ではありません。非難めいたことを言わず、穏やかに見守っていてください。

第1章

この症状は「パニック症」なのか？

過呼吸を起こしやすい人、
「パニック発作」を起こしやすい人のすべてが
「パニック症（パニック障害）」というわけではありません。
苦しい発作とパニック症の関係を、
ここでしっかり整理しておきましょう。

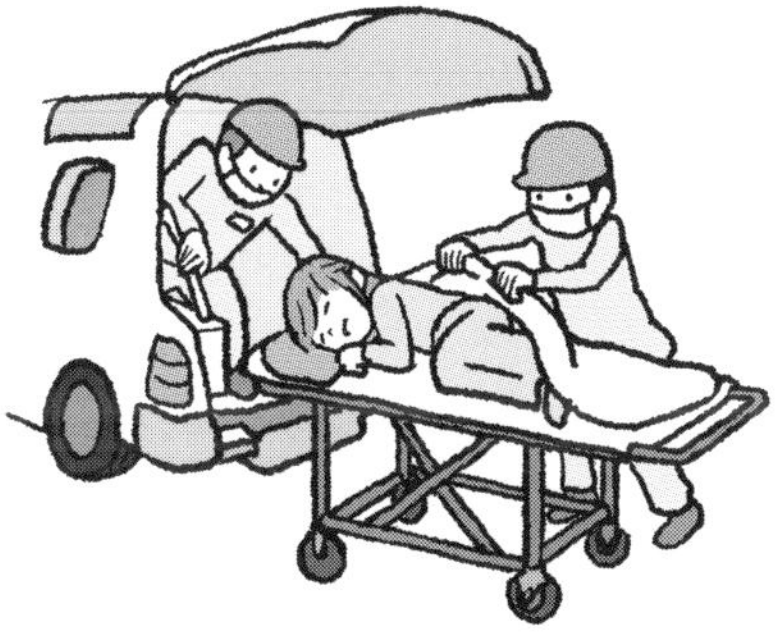

ケース
①

突然、生じた息苦しさ。死の恐怖を覚えたが「異常なし」

パニック症はどのように始まるのでしょうか？　Aさんの例をみてみましょう。

1　忙しいながらもやりがいのある仕事をまかされ、充実した日々を送っていたAさん。責任感の強いAさんは、いつも遅くまで仕事をする毎日でした。

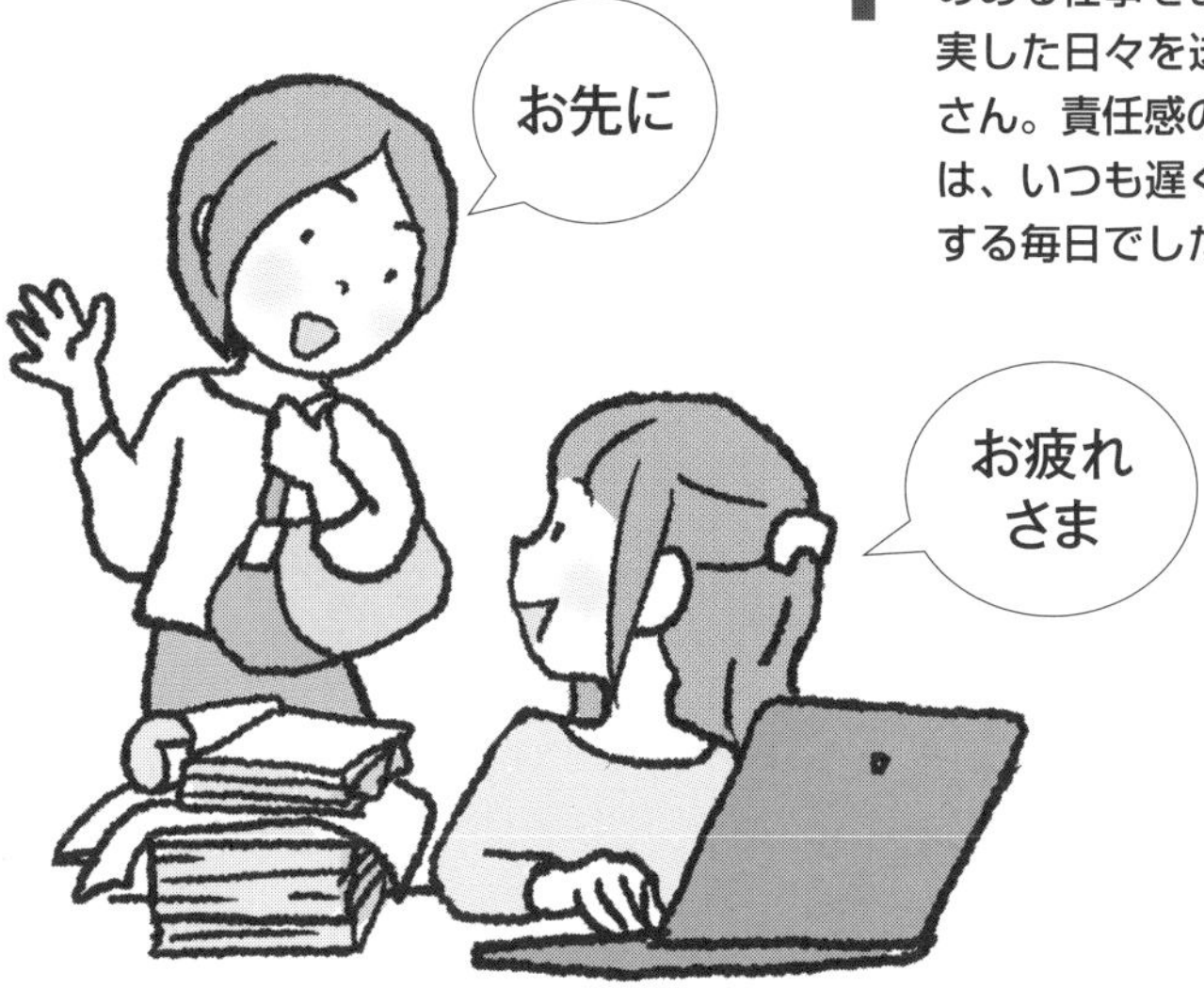

2　ある朝、通勤電車の車内で、Aさんの心臓は急にドキドキしはじめました。今まで経験したことがないほど激しい動悸に不安を感じるうちに、胸の痛みや息苦しさが増し、めまいもしてきました。

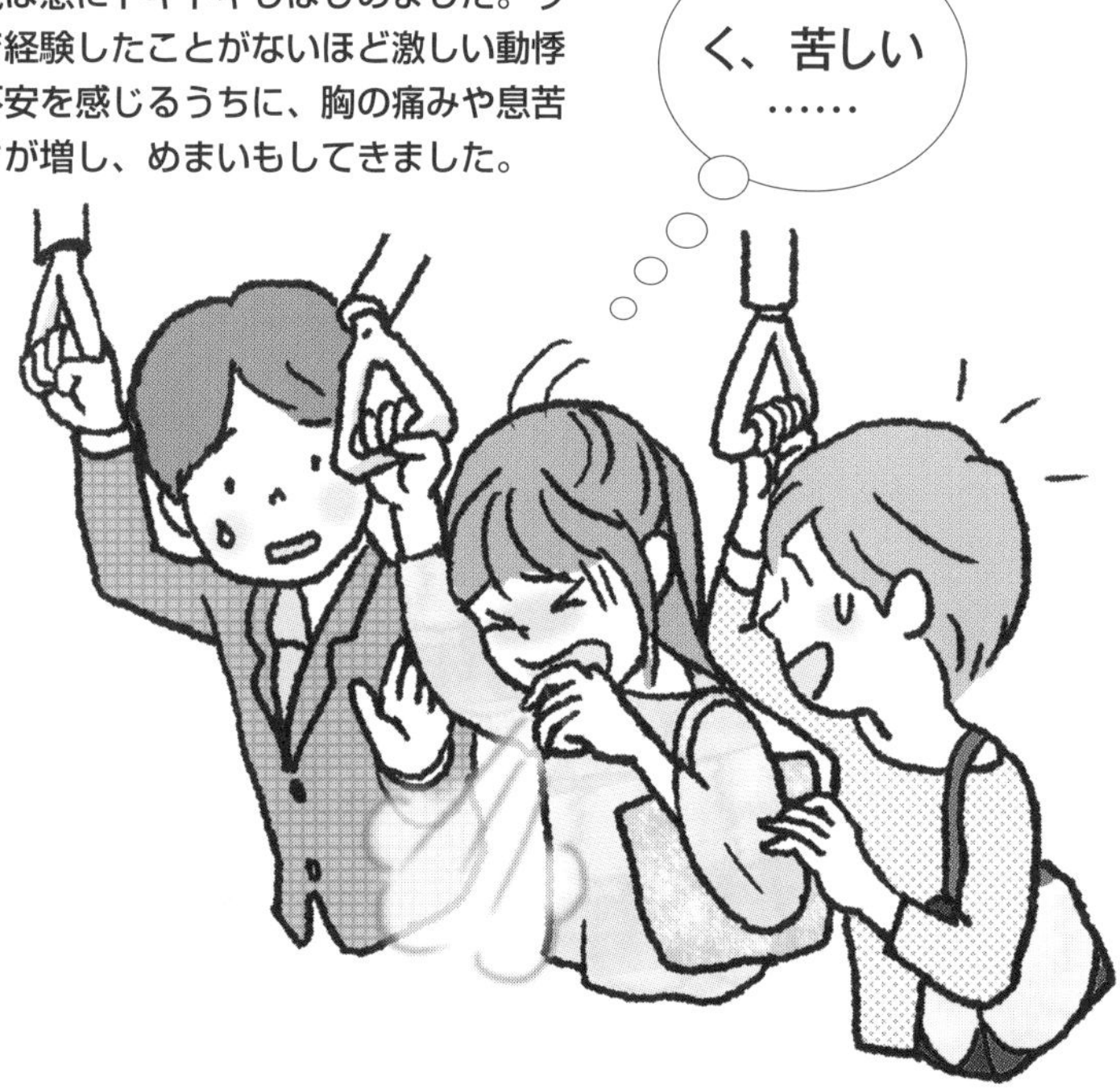

3

次の停車駅で降り、倒れこんだAさんに気づいた人が救急車を呼び、Aさんは病院に運ばれました。ところが、病院についたときにはAさんの症状はすっかりおさまっていたのです。

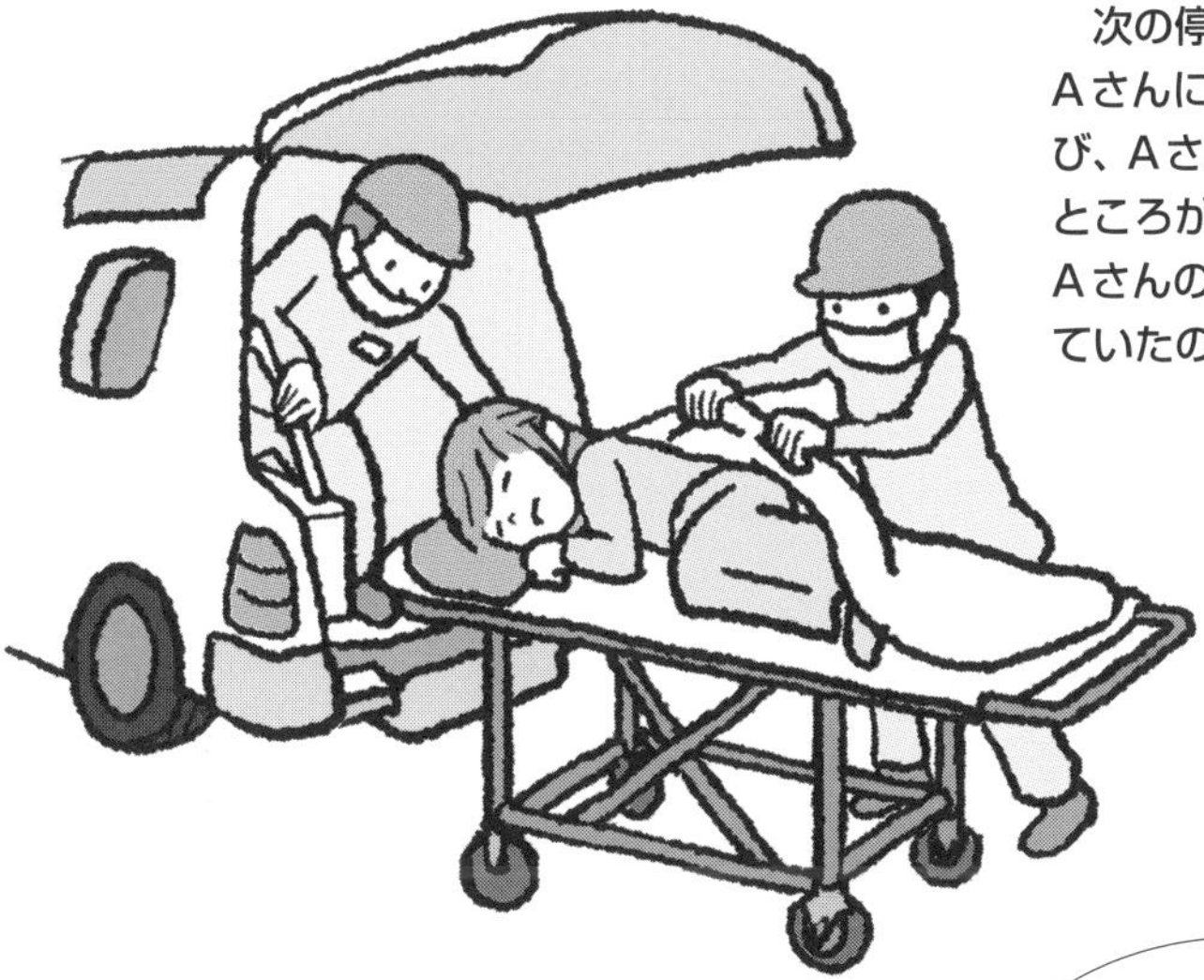

4

念のため、心電図検査や血液検査などがおこなわれましたが、とくに異常はないということでした。

5

ホッとした半面、どうも納得がいきません。異常がないのに、なぜあれほど苦しい症状が起こったのか——。また、起こるかもしれないという不安が消えないAさんです。

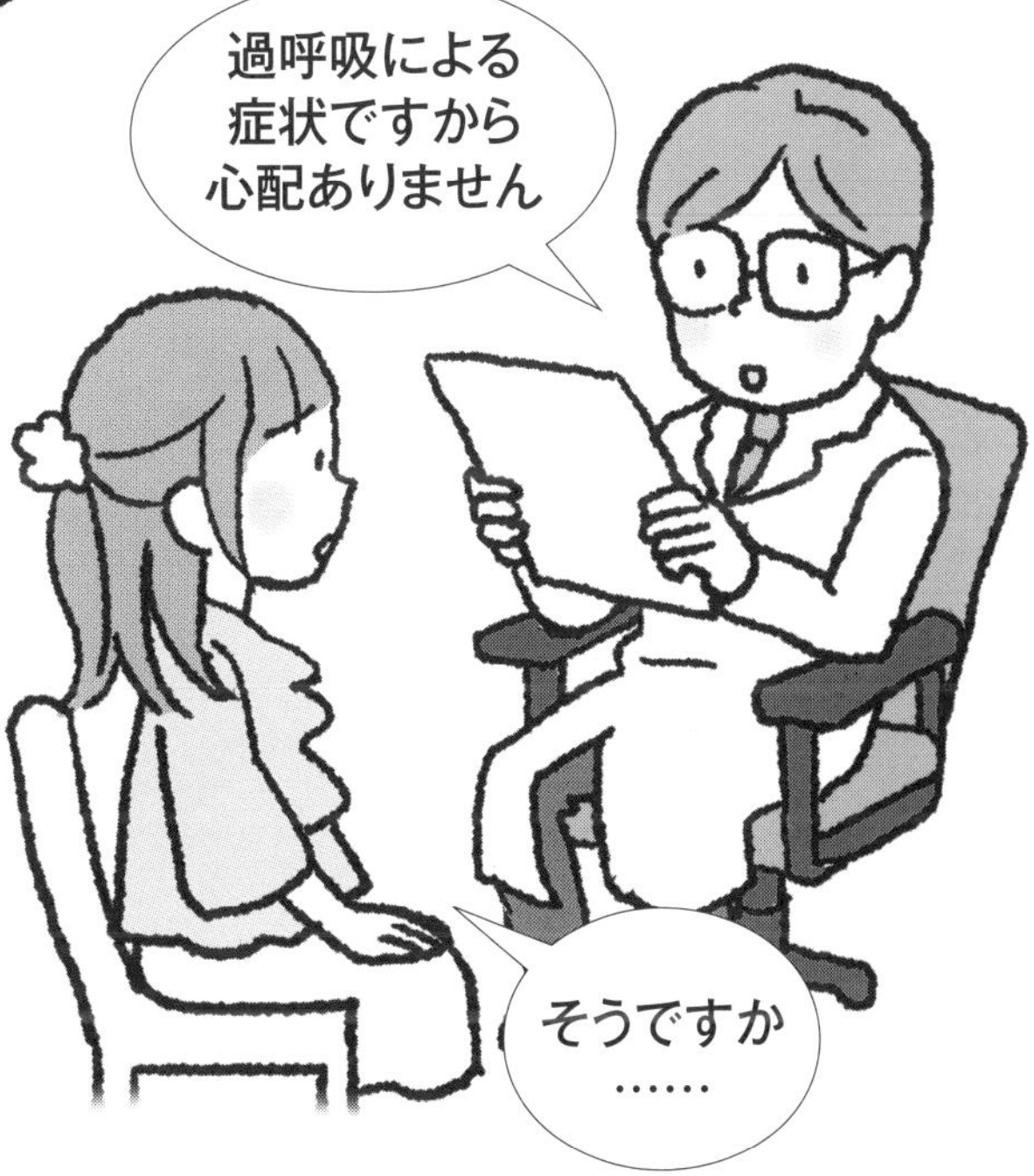
過呼吸による症状ですから心配ありません
そうですか……

Aさんの不安は的中してしまうのでしょうか？
続きは第2章P28へ！

症状①

「パニック発作」はさまざまな現れ方をする

あわてふためく状態を「パニック」ということもありますが、本来は強い恐怖感を指す言葉です。その意味どおり、パニック発作はたんなる身体症状ではなく、強い恐怖感を伴います。

パニック発作でみられる症状

パニック発作の本質は、強い不安、死の恐怖です。発作時に現れる症状にはさまざまなものがありますが、いずれも「このまま、どうにかなってしまうのでは」という強い不安をかきたてられるほど激しい現れ方をします。

複数の症状が同時に生じる

パニック発作では、複数の症状がほぼ同時に現れ、同じようなタイミングで症状が鎮まっていきます。現れやすい症状は人によって異なります。

熱感または寒気がある

心臓がドキドキして脈が速くなる

やたらと汗が出る

息切れ、息苦しさを感じる

のどがつまり、窒息しそうな感じがする

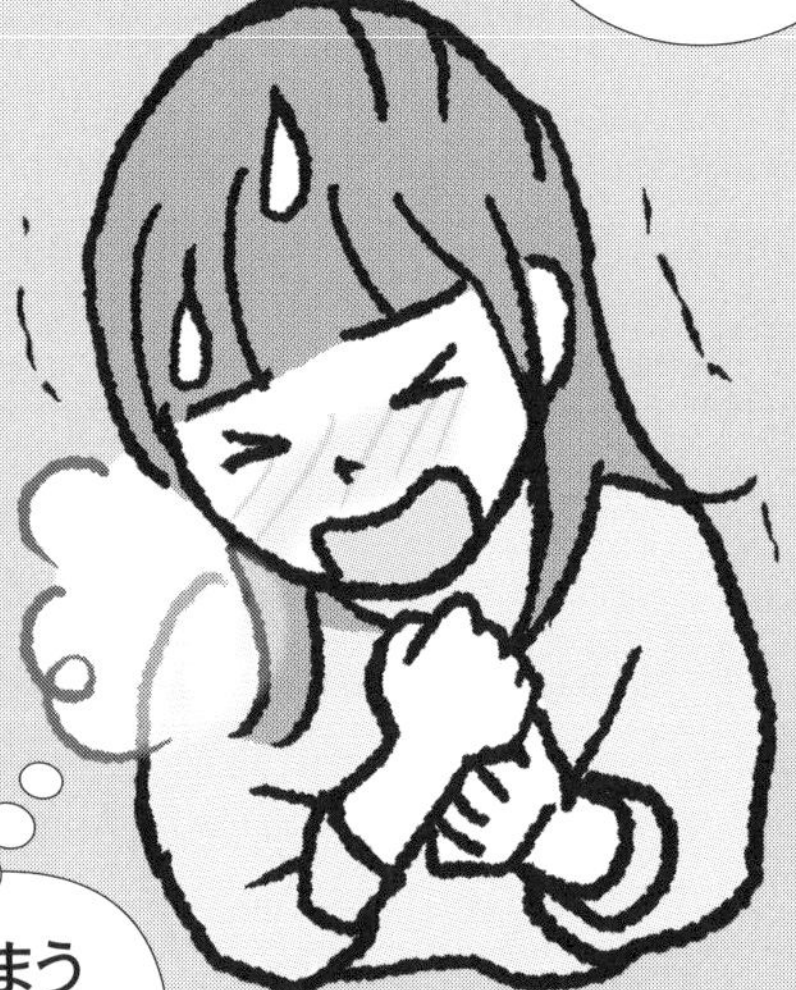

しまうかも!

動悸・過呼吸・めまいなど、いくつかの症状が重なる

胸が痛くなる、胸が苦しい、胸が圧迫されるような感じがする

検査をしても異常がみつからない

ここに挙げた身体症状は、体に異常があるときにも起こりうる症状です。しかし、パニック発作の場合、検査をしても、異常がみつかりません。

一〇人に一人はパニック発作の経験あり!?

これといった病的な原因はないにもかかわらず、突然、激しい身体症状とともに死の恐怖を感じるほどの強い不安が生じ、長くても三〇分ほどで自然におさまっていく発作的な症状を「パニック発作」といいます。

じつは、パニック発作自体はさほどめずらしいものではなく、一〇人に一人は一生のうち一度はパニック発作を経験するともいわれています。

ただし、なかには一度きりで終わらず、パニック発作をくり返す人もいます。発作の現れ方、発作に対する不安の強さなどによっては、パニック症（パニック障害）と診断されることもあります（↓P22）。

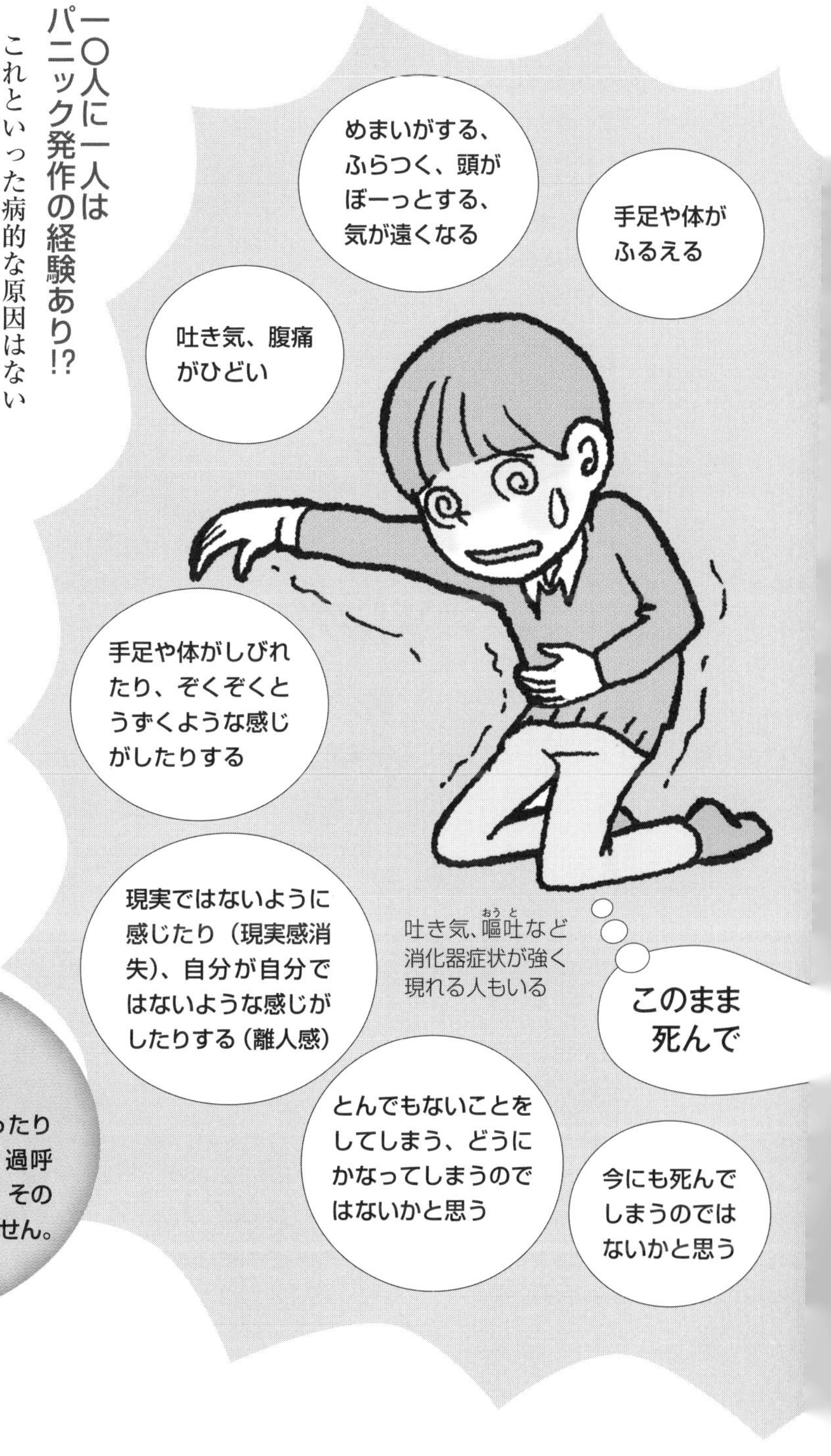
めまいがする、ふらつく、頭がぼーっとする、気が遠くなる
手足や体がふるえる
吐き気、腹痛がひどい
手足や体がしびれたり、ぞくぞくとうずくような感じがしたりする
現実ではないように感じたり（現実感消失）、自分が自分ではないような感じがしたりする（離人感）
吐き気、嘔吐《おうと》など消化器症状が強く現れる人もいる
このまま死んで
とんでもないことをしてしまう、どうにかなってしまうのではないかと思う
今にも死んでしまうのではないかと思う

命を落とす危険はない！

症状が激しく意識を失ったりすることもありますが、過呼吸・パニック発作の場合、そのまま死に至る心配はありません。

症状②

「過呼吸」はパニック発作でよくみられる症状

過呼吸は、パニック発作時によくみられる症状の一つですが、単独でも起こりうる症状です。吸っても吸っても息苦しく、ひどくなると筋肉が硬直した状態になることもあります。

過呼吸がまねく「過換気症候群」

パニック発作を起こしたとき、過呼吸の状態になることがよくあります。何回も激しく息を吸ったり吐いたりするために、血液中の二酸化炭素濃度が通常より低くなることで、さまざまな異変が生じます。この状態を「過換気症候群」といいます。

不安・緊張などによる呼吸数の増加

自律神経の働きにより、呼吸が促進される（→P32）

血液中の二酸化炭素（CO_2）濃度が低くなりすぎる

吸うだけでなく、吐く息が増えることでCO_2が過剰に排出されていくため、血液中のCO_2濃度が通常より低下していく

血液の酸性度が変化する

血液の酸性度（pH）は、血液中のCO_2濃度が低下するとアルカリ性に傾く

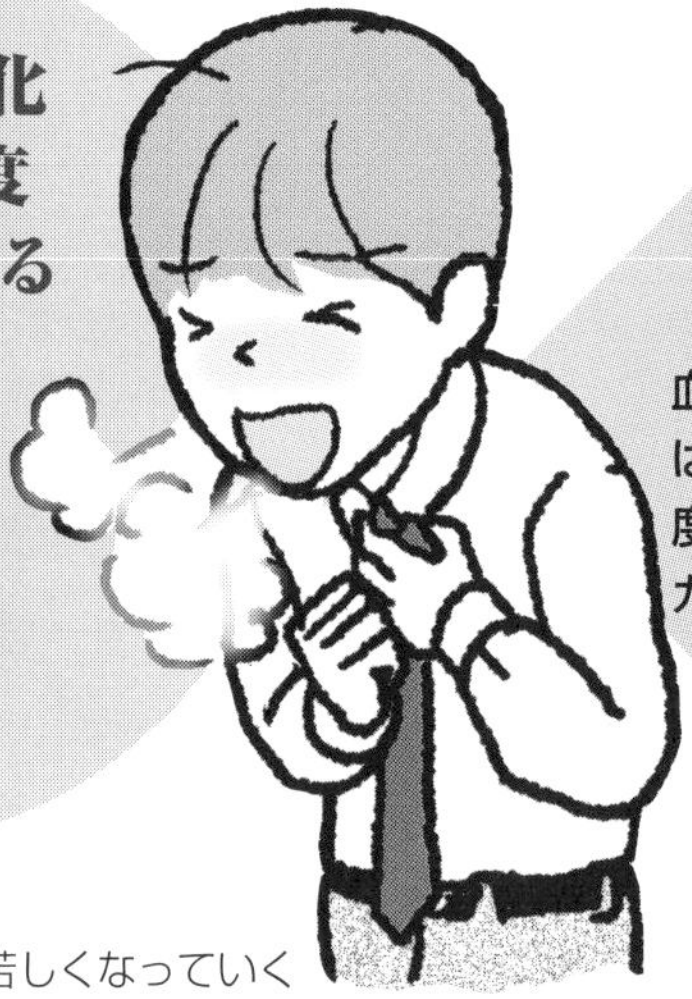

息を吸えば吸うほど苦しくなっていく

息苦しさが強いが、窒息とは正反対の状態

緊張したときに呼吸数が増えるのは、体にそなわっているしくみの一つです（→P32）。十分に酸素を取り込むことで体の活動性を高めるためのしくみですが、呼吸数が増えすぎて過呼吸の状態になると、血液中の二酸化炭素と酸素のバランスが悪くなり、かえって体はうまく動かせなくなります。息苦しさが強まり、「もっと吸わなければ」と焦りが募りますが、実際には窒息とは正反対の状態が起こっているのです。

過呼吸の状態が続くと、ときに意識を失うこともありますが、心配することはありません。「もっと吸おう」としなくなるので、呼吸のペースが戻りやすくなります。

パニック症との関係

パニック発作

診断名にかかわらず、精神的な問題でパニック発作が生じることがある。過呼吸になることもならないこともある

パニック症（パニック障害）

パニック発作を起こす病気の一つ。過呼吸になることも多いが、過呼吸はみられないこともある。診断の目安はP22

過換気症候群

パニック発作の症状の一つとして生じることもあるが、呼吸数が増えすぎればだれにでも起きてくる症状の総称

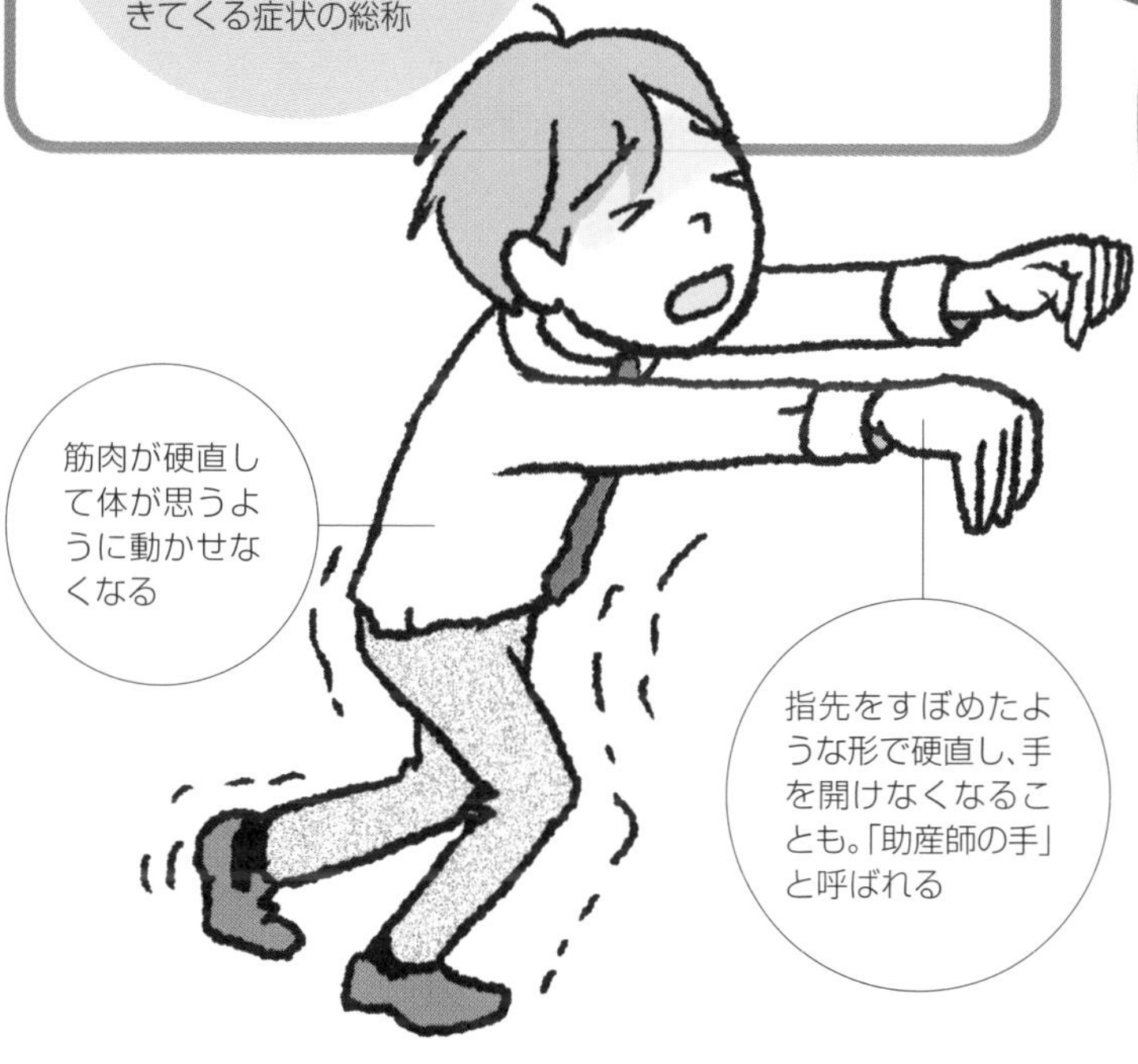

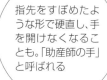

筋肉が硬直して体が思うように動かせなくなる
指先をすぼめたような形で硬直し、手を開けなくなることも。「助産師の手」と呼ばれる

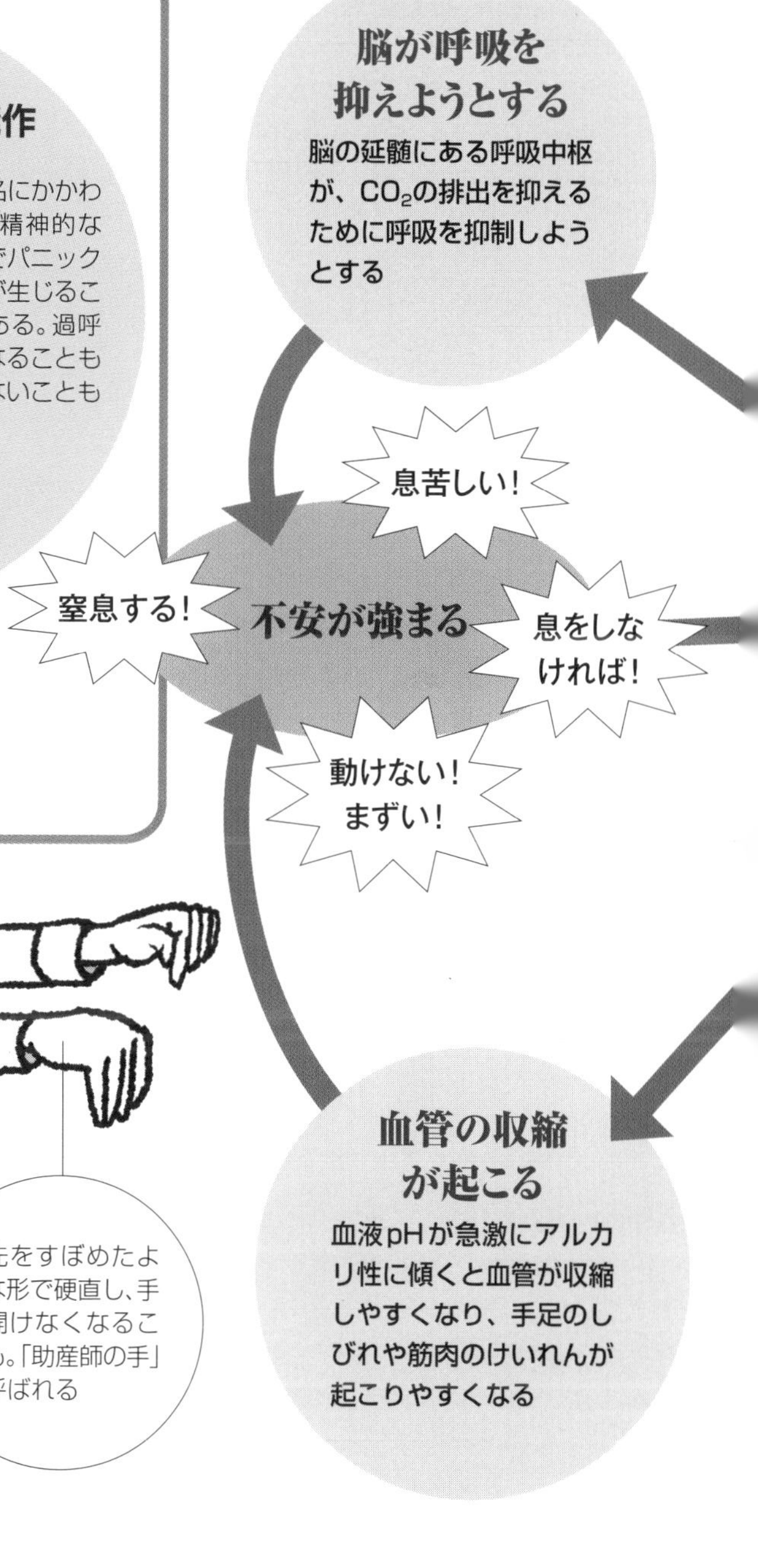

脳が呼吸を抑えようとする
脳の延髄にある呼吸中枢が、CO_2の排出を抑えるために呼吸を抑制しようとする
息苦しい！
窒息する！
不安が強まる
息をしなければ！
動けない！まずい！
血管の収縮が起こる
血液pHが急激にアルカリ性に傾くと血管が収縮しやすくなり、手足のしびれや筋肉のけいれんが起こりやすくなる

原因を確かめる①

パニック発作に似た症状を示す体の病気もある

突然、激しい症状が生じたとき、初めから「パニック発作である」と決めつけるのは危険です。まず身体的な異常がないか確かめておく必要があります。

身体面のチェックは必須

症状だけでは、パニック発作として生じたものか、身体的な異常がまねく症状なのかわかりません。一般的な血液検査のほか、症状に応じて各種の検査を受けておきましょう。

内科

まずは内科を受診するとよいでしょう。胸痛や激しい動悸など、心臓の症状がある場合には循環器内科、ホルモンの異常がみられる場合は内分泌内科が専門です。

耳鼻科

めまいは耳の異常で起こることも。耳鼻科での検査をすすめられることもあります。

脳神経外科など

発作時に意識を失ったなどということがあれば、脳の検査も必要です。

診断に必要な検査の例

- 血液検査
- 甲状腺機能検査
- ホルター心電図検査
- 脳波検査
- 心電図検査
- 平衡機能検査

↓

症状と関連する異常がみつからない場合は、心療内科や精神科へ

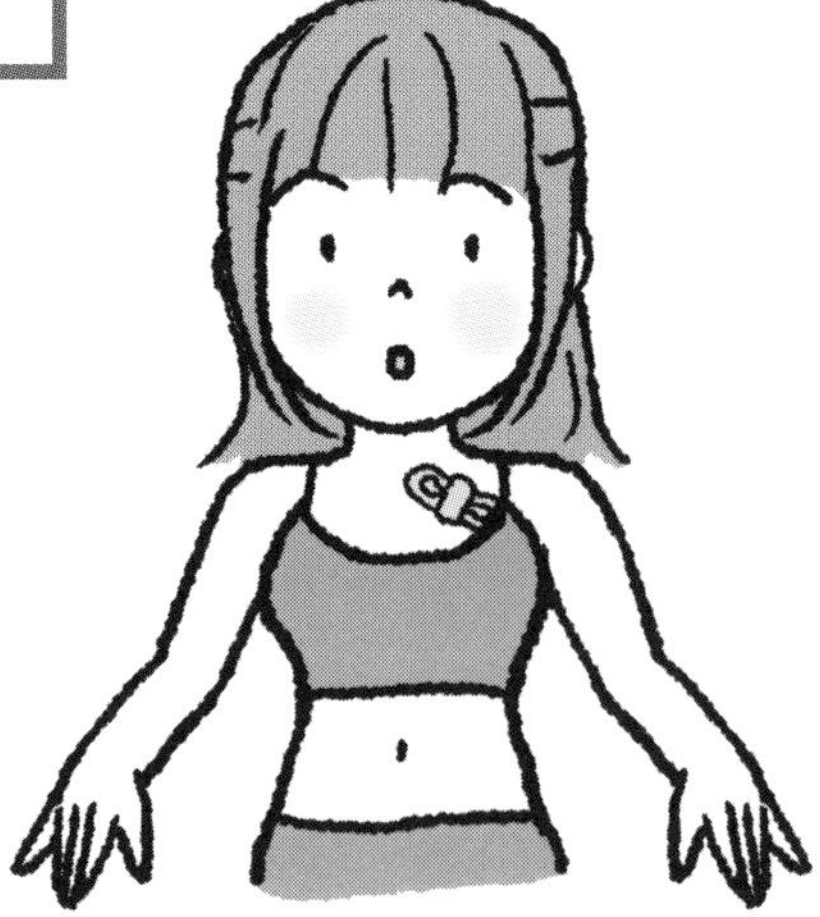

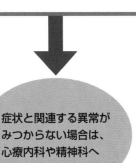

24時間以上、小型の心電計を装着し、心電図を記録することも（ホルター心電図検査）

似た症状を示す病気

激しい動悸や息苦しさ、めまいといった症状は、身体的な異常があるときにも生じます。身体的な異常は検査でみつけることができます。

心臓の病気
（狭心症・不整脈・僧帽弁逸脱症など）

一時的な激しい胸痛があった場合は、狭心症の症状ではないか確かめておきます。心拍のリズムに乱れが生じる不整脈にはさまざまなタイプがあります。動悸が気になるときは検査を受けておきましょう。僧帽弁逸脱症は比較的多くの人にみられる形態的な異常です。多くは無症状ですが、胸痛や不整脈などを起こすこともあります。

鉄欠乏性貧血

いわゆる貧血。酸素供給に支障をきたし、動悸や息切れのもとになります。

甲状腺機能亢進《こうしん》症

新陳代謝を促す甲状腺ホルモンの働きが高まりすぎる病気で、バセドウ病がその代表です。疲労感が強く、動悸や息切れ、発汗や体重減少などがみられます。

メニエール病

内耳の異常が原因で、突然、回転性のめまいが生じます。数時間続く点がパニック発作と異なります。

てんかん

いくつかのタイプがありますが、「側頭葉てんかん」では、発汗、過呼吸、頻脈といった自律神経症状に加え、非現実感などの精神症状がみられたり、意識が途切れたりします。

低血糖

脱力感、動悸などが起こるほか、ひどい場合は意識を失うこともあります。

褐色細胞腫

副腎などにできる腫瘍《しゅよう》。血圧や血糖の調整にかかわるホルモン（カテコールアミン）が過剰に分泌されるようになり、動悸、発汗、立ちくらみなどの症状が現れやすくなります。

更年期障害

突然ののぼせや発汗、耳鳴り、不整脈などを起こしやすくなることがあります。

診断には時間がかかることも多い

くり返す発作が「パニック発作である」と判断できないかぎり、パニック症（パニック障害）の診断はできません。身体的な病気のサインとして症状が現れているのであれば、もとの病気の治療が必要です。

いくつも検査を受けることになり、すぐには診断がつかないことも少なくありませんが、正しい診断を受けるために必要な過程です。

原因を確かめる②

薬やカフェイン、アルコールの影響はないか?

服用している薬や飲みものの影響で、パニック発作に似た症状が現れることもあります。受診先の医師に、日頃の様子をきちんと伝えておきましょう。

生活の中に原因があることも

発作症状の原因が、摂取したものの影響である場合を「外因性」といいます。生活の中に、パニック発作を引き起こしやすくする原因がないかの確認も必要です。

薬の影響

服用を続けていた薬を突然、飲まなくなると、パニック発作のような症状が現れることがあります。これはパニック発作ではなく、薬の「離脱症状」です。

また、現在、服用している薬に含まれる成分が、動悸などの症状をまねきやすくすることもあります。

服用している薬の中断

ベンゾジアゼピン系抗不安薬を数週間以上、服用していた人が、急に服薬をやめると、手のふるえや動悸、発汗、頭痛、けいれん、吐き気など、パニック発作と同様の症状が現れることがあります。ゆっくり時間をかけて、徐々に減らしていく必要があります。

服用中の薬

市販の鎮痛薬、風邪薬にはカフェインのほか、漢方薬の「麻黄《まおう》」という成分を含むものもあります。カフェインや麻黄の摂取が、パニック発作を誘発することがあります。

喫煙の影響

喫煙で体内に取り込まれるニコチンなどの物質には、交感神経を刺激し、心拍数を増やしたり、血管を収縮させたりする作用があります。たばこを吸ったあとに起こる体調の変化が発作のきっかけになることもあります。

アルコールの影響

アルコールを長く大量に摂取してきた人が、急に飲酒をしなくなったときに起こることがある離脱症状も、パニック発作と似た症状を示します。

また、アルコールの摂取がパニック発作の引き金になる場合もあります。

カフェインの影響

カフェインには体を興奮状態にする作用があります。適量であれば眠気を覚ます効果がありますが、とりすぎると、めまい、心拍数の増加、不安、ふるえ、不眠、下痢、吐き気などを引き起こすおそれがあります。

日本では一日摂取許容量は設定されていませんが、たとえば欧州食品安全機関（EFSA）は、妊婦を除く健康な成人の場合、習慣的なカフェイン摂取量が400 mg/日以下なら健康リスクへの懸念は生じないとしています。しかし、カフェインに対する感受性は個人差が非常に大きく、この基準以下でも影響が強く出やすい人もいます。

▼身近なものに含まれるカフェインの量の目安

コーヒー（150mℓ）	ドリップ	90㎎
	インスタント(2g)	80㎎
茶類（150mℓ）	麦茶	0
	玉露	240㎎
	煎茶	30㎎
	紅茶	45㎎
	ウーロン茶	30㎎
コーラ（350mℓ）		35㎎ ※1
ココア（150mℓ。ピュアココア粉末5g）		10㎎
ハイカカオチョコレート（25g）		21㎎ ※2
鎮痛薬・風邪薬（1回量）		40〜80㎎ ※1
ビン型栄養ドリンク（100mℓ）		50㎎ ※1
カン型エナジードリンク		80〜140㎎ ※1

（コーヒー、茶類、ココアは七訂日本食品標準成分表、※1は複数の商品の成分表示による。※2は日本チョコレート・ココア協会による）

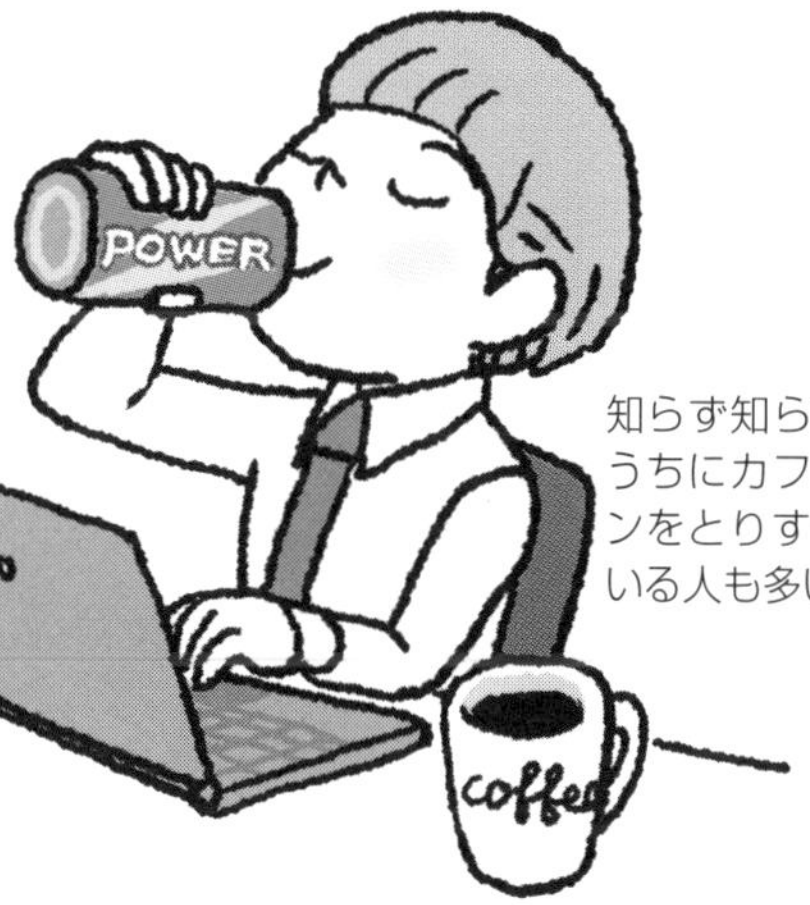

知らず知らずのうちにカフェインをとりすぎている人も多い

外因性の症状なら原因の排除で改善する

パニック発作の原因を確認するために、医療機関では、服薬の状況や飲酒・喫煙の習慣、よく飲むものなどについての問診がおこなわれます。薬やアルコールの影響で、パニック発作と誤解されやすい症状が生じたり、カフェインのとりすぎや喫煙が、パニック発作に結びついたりすることもあるからです。

こうした「外因性」の症状であることが明らかなら、原因となっているものを排除していけば、発作は起こりにくくなります。

パニック症の特徴①

パニック症では予期せぬ発作がくり返し起こる

パニック症によるパニック発作は、いつも決まった状況で生じるわけではありません。いつでも、どこでもパニック発作を起こす可能性があるのが、ほかの病気と異なるところです。

発作が起こる状況による分類

「パニック発作」は、パニック症でのみ生じる症状ではありません。ほかの心の病気や障害と区別するうえでは、「どんな状況で発作が起こるか」という点をみていく必要があります。

予期せぬパニック発作

パニック発作が起こる状況が不特定。いつでもどこでも起こりうる

状況準備性パニック発作

パニック発作が起こりやすい状況はあるが、必ず起こるわけではない

パニック症

パニック症のパニック発作は、閉ざされた空間や逃げ場のない場所などで起こりやすい傾向があります（→P35）。ただし、そうした状況で必発するわけではなく、思わぬところで発作が生じることもあります。

パニック症の診断・治療は心療内科か精神神経科で受ける

血液検査をはじめ、身体面に問題がないにもかかわらず発作がくり返されるようなら、心療内科や精神神経科（精神科）を受診しましょう。パニック発作はパニック症以外の病気・障害でも起こりますし、パニック症と別の心の病気・障害が併存していることもあります（→P24）。

正確な診断と適切な治療を受けるために、心の病気に詳しい診療科にかかることがすすめられます。

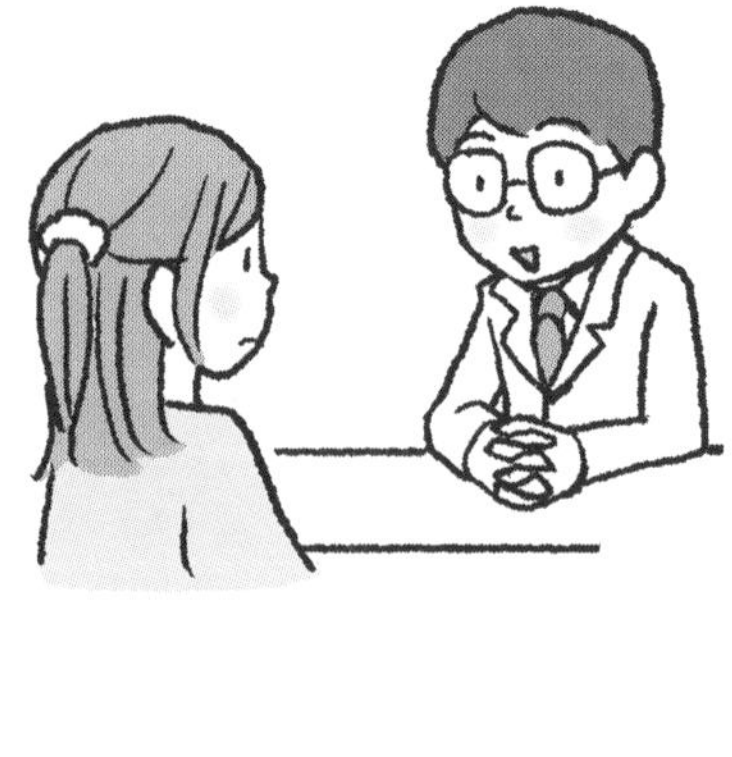

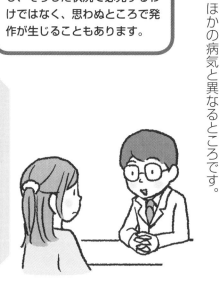

発作が起こる・起こらない状況が特定できない

身体的な病気はなく、ほかに明らかな原因はないことがわかっても、それだけでパニック症かどうかはわかりません。社交不安症や、ＰＴＳＤなどでも、不快な身体症状とともに強い不安や恐怖にかられるパニック発作を起こすことがあるからです。

ただ、パニック症によるパニック発作は引き金になるものや状況がはっきりせず、いつ、どこで生じるか予期できないという点に特徴があります。発作の起こり方をみれば区別は可能です。

満員電車の車内など、閉ざされた空間にいるときに発作が起こりやすいなどという傾向はみられますが、必ず起こるものではなく、逆に開かれた空間なら発作は起きないなどと断定することもできません。その意味で予期できない発作をくり返すのが、パニック症の特徴です。

限局性恐怖症

閉ざされた空間（閉所）、高いところ（高所）、暗いところ（暗所）など、ある特定の状況に対して、強い恐怖感をもつ状態。そうした状況に置かれることでパニック発作を起こすことがあります。

社交不安症

人からみられたり、注目を浴びたりすることに対して強い恐怖や不安を感じ、そのために生活に支障が現れる状態です。パニック発作が起こるのは対人場面に限られ、恐れている状況から離れれば発作はおさまります（→P25）。

PTSD

心的外傷後ストレス障害（Post Traumatic Stress Disorder）。命にかかわるような事件や事故、災害などを体験したり、目撃したりしたことがトラウマとなり、さまざまな変調をきたす状態が長く続きます。

そのときの記憶が生々しくよみがえる現象（フラッシュバック）が生じると、パニック発作を起こすことがあります。引き金になるのは「トラウマ体験時を想起させる状況」です（→P39）。

状況依存性パニック発作

特定の状況でパニック発作が生じる

パニック症の特徴②

発作へのおそれから「広場恐怖」が生じることも

パニック発作をくり返すだけでなく、発作がない間も「また苦しい発作が起こるのではないか」と強い不安をいだくようになるのが、パニック症の特徴です。

放っておくと起こりやすいこと

予期せぬパニック発作が一度きりで終わらず、何度もくり返されるうちに、発作時の恐怖だけではすまなくなりがちです。平常時も発作への不安におびやかされ、生活にも望ましくない影響が現れている状態がパニック症です。

パニック発作のくり返し

パニック症の診断は、予期せぬパニック発作が2回以上、くり返されていることが前提となります。

予期不安

発作がない間にもわきあがる「また、あのつらい発作が起こったらどうしよう」という強い不安を「予期不安」といいます。強い予期不安は、回避行動に結びつきやすくなります。

回避行動

発作をくり返すうちに、発作が起こったときと同じような状況が再現されるのを避けようとして、行動を変えたりすることが起こりがちです。

不安をやりすごすための工夫の一つという面はありますが、さまざまな状況を避けるようになることで、生活に大きな制限が生じ、支障をきたすおそれもあります。

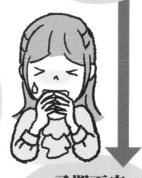

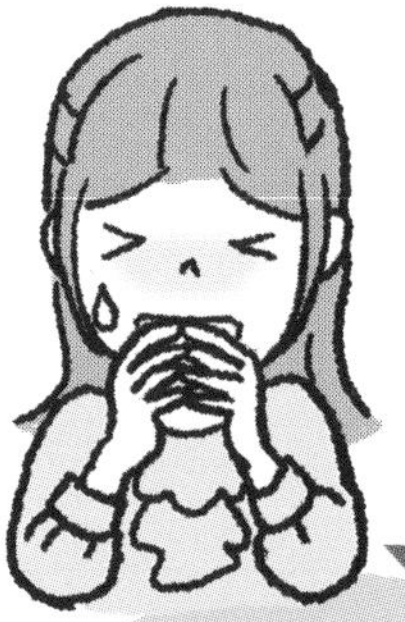

▼パニック症の診断の目安

□予期せぬ発作がくり返し起こる
□発作後、以下のいずれか、または両方がみられる
・発作が起こるのではないかという強い不安（予期不安）
・発作が起こりそうと感じられる状況や行動の回避（回避行動）
□身体的な病気や摂取したものの影響で生じる症状ではない
□ほかの精神疾患では説明がつかない

（DSM-5をもとに作成）

早めの対応が長引かせないポイント

パニック発作自体は一〇人に一人は経験するといわれますが、何度もパニック発作をくり返し、パニック症と診断されるような状態になる人は、一〇〇人のうち一～三人程度とされます。

パニック症は、どちらかというと長いつきあいになることも多い病気です。発作をくり返すうちに、発作への恐怖から「できないこと」が増えていくと、回復に時間がかかりやすくなります。なるべく早い段階で適切な対応を始めることが、こじらせないポイントです。

▼広場恐怖の診断の目安

- □いちじるしい恐怖や不安となる状況が2つ以上
- □対象となる状況で、いつも恐怖や不安が誘発され、その程度が社会常識的にみて度を超している
- □対象となる場所や状況を避けるか、避けなくても大きな苦痛をもって耐えているか、実際に行く場合には同伴者を必要とする
- □恐怖や不安を回避することにより、いちじるしい苦痛が生じていたり、社会生活や職業などの面で、大きな支障をきたしていたりする
- □ほかの精神疾患では説明がつかない

（DSM-5をもとに作成）

広場恐怖

パニック発作に対する強いおそれから、「パニックになったときに逃げにくい」「助けを得にくい」と思えるような状況や場所にいることに、強い恐怖を感じるようになる状態。恐怖の具体的な対象は、実際に発作を起こしたことがあるところだけでなく、いろいろです。

パニック症なら必ず起こるというわけではありませんが、深く関連します。

恐怖の対象の例

- ●公共の交通機関
- ●映画館や劇場
- ●人ごみや行列のなか
- ●橋やトンネル
- ●商店街やデパート
- ●その他、家の外で一人で過ごす状況

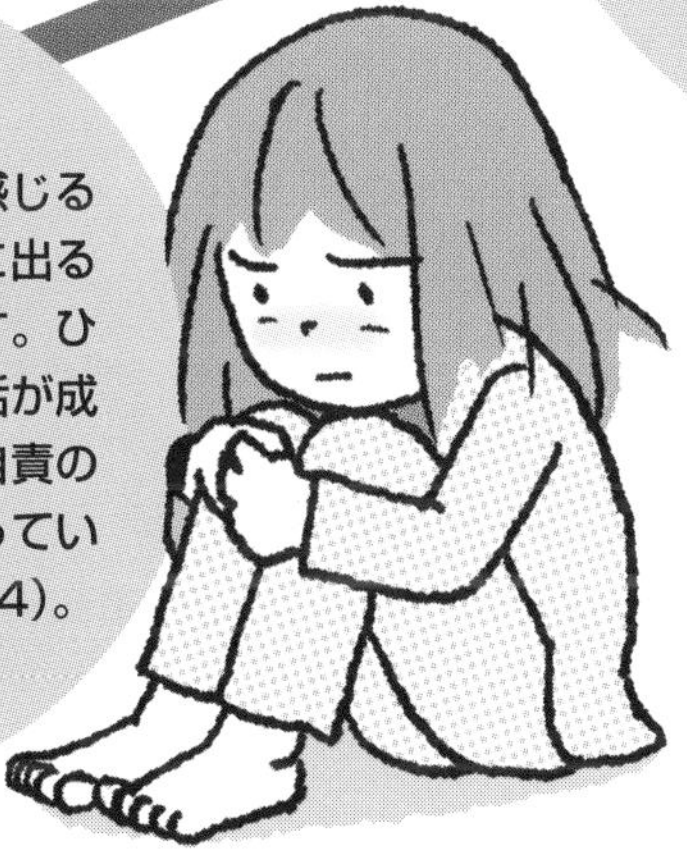

ひきこもり

周囲のすべてに不安を感じるようになると、家から外に出ることがむずかしくなります。ひきこもり、それまでの生活が成り立ちにくくなることで自責の念を強め、うつ状態になっていくこともあります（→P24）。

パニック症に似た病気

社交不安症やうつ病が重なることもある

パニック症だけでなく、別の心の病気に当てはまる症状がみられることもあります。その場合、生活への影響は、より大きなものになりがちです。

パニック症と重なりやすい病気

パニック症で、気分の落ち込みが目立つ、対人場面にさらされることへの恐怖がことさら強いなどといった場合には、別の病気・障害が合併している可能性があります。

パニック症だが、対人場面でとくに発作が起きやすいなどという場合は、併存と考える

パニック症

発作時の強い恐怖や不安感、発作が起こるのではないかということに対して不安をもつのはパニック症の特徴です。こうした予期不安に対し、自分なりに発作を避けるための工夫をしながら、発症前と同じような生活を続けている人も多くいます。

パニック症が先のこともあれば、あとからパニック症を発症することもある

ストレス関連障害

適応障害やうつ病、双極性障害などは、ストレスとの関連が深い病気です。パニック症とストレス関連障害の両方に当てはまる状態の人も少なくありません。気分の落ち込みが激しい、食欲がない、眠れないなどの症状があれば、主治医に知らせましょう。

なお、パニック症もストレスと無関係とはいえませんが、直接の原因というわけではありません（→P36）。

適応障害

日常の強いストレスが原因で、抑うつ状態や不安、イライラなどの症状が現れる。ストレスがない状況では、比較的穏やかに過ごせるのがうつ病との違い。ストレス要因をなくすことで、改善が期待できる

うつ病

ゆううつで、なにもできない状態が長く続く。食欲や睡眠にも異常がみられるほか、頭痛、肩こりなどの身体症状が強く現れることもある

双極性障害

うつ状態と、元気が出すぎる躁《そう》状態をくり返す病気

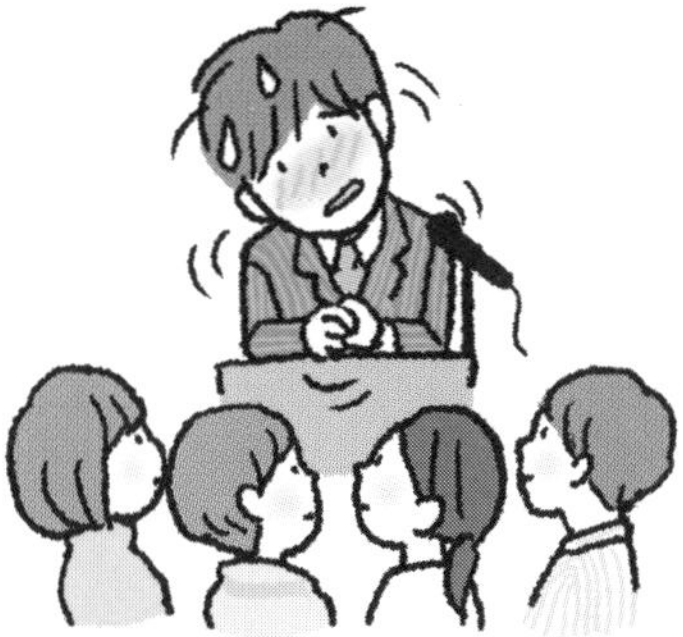

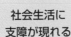

対人場面で
緊張・恐怖・恥ずかしさ
を強く感じる

自動思考
「今度もうまく話せない」
「変なやつだと思われる」
など、勝手にわきでるネガティブな予測やイメージ

身体症状
顔が赤くなる、汗をかく、体や声がふるえる、吐き気がする、息苦しくなるなど

回避
人づきあいを断つ・出かけないなど、不安を感じる状況を避けるようになる

社会生活に
支障が現れる

社交不安症

人から見られたり、注目を浴びたりすることに対して強い恐怖や不安を感じ、そうした状況に直面すると、パニック発作を起こしやすくなります。

社会生活を送るうえで大きな支障になりやすく、うつ状態に陥る人も少なくありません。

▼苦手な状況

- □人前で話をする
- □社交的な集まりに参加する
- □来客対応
- □初対面の人に会う
- □人前で食事をとる
- □人の輪にあとから入る
- □人になにか聞いたり、話しかけたりする

社交不安障害とうつ病は合併しやすい

併存する病気の治療も同時に進める必要がある

心の病気や障害の診断は、国際的な診断基準（ＤＳＭなど）をもとに、ある人の症状が、ある病気・障害の診断基準を満たしているかどうかをみながら決められていきます。

さまざまな症状がみられる人は、パニック症だけでなく、別の病気の診断基準を満たすこともあります。こうした場合、パニック症とともに、併存する病気に対する治療も同時に進めていかなければなりません。治療は共通するところもありますが、薬物療法で使用される薬の種類が変わることなどもあります。心の病気の専門医のもとで、診断・治療を受けることが大切です。

COLUMN

「過呼吸だけ」ならパニック症ではない？

「パニック症」に近い状態の可能性も

過呼吸を起こしたことがあるが今のところ一度だけという人もいれば、しばしば過呼吸の状態になるけれど、「パニック症」との診断は受けていないという人もいるでしょう。

パニック症は、予期せぬ発作のくり返しが診断の前提となりますので、一度だけのことならパニック症ではありません。とくに治療の必要はなく、後遺症の心配もありません。

一方、しばしば過呼吸をくり返している人のなかには、「過換気症候群」と診断されている人もいるでしょう。精神科以外の診療科にかかっている場合に、こうした患者さんがよくみられます。「不安が強いときに飲めばよいから」と、頓服薬《とんぷくやく》として抗不安薬を処方されることもあります。

パニック症は「パニック発作の各種の症状が四つ以上みられる場合」（DSM-5による）とされているので、過呼吸のみであれば、パニック症とはされません。しかし、過呼吸のみの過換気症候群とパニック症は完全に別ものというわけではなく、連続性のある状態と考えられます。しだいに症状の悪化がみられたり、回避的な行動が増えたりしていくおそれもあります。

何度も苦しい思いをしているなら、すでに「パニック症」に当てはまる状態かもしれません。専門の診療科を受診してみましょう。

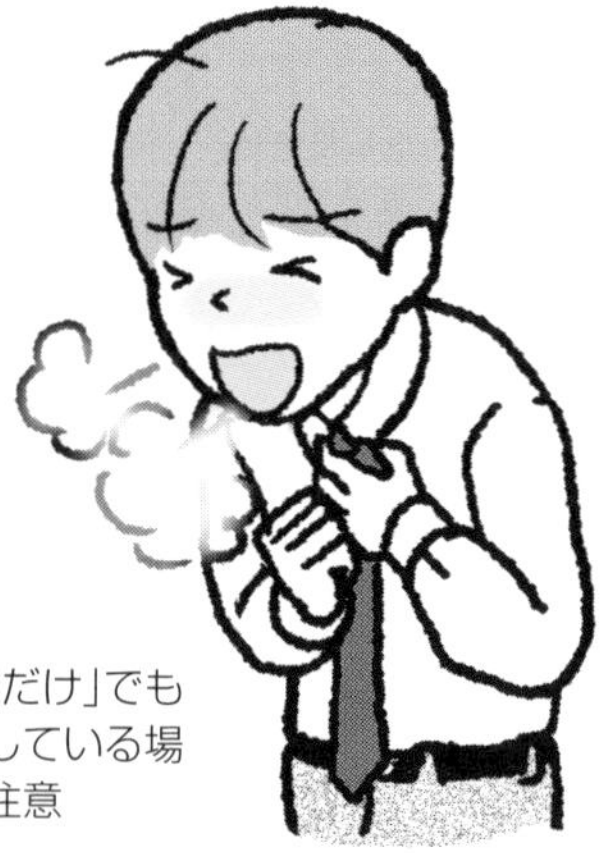

「過呼吸だけ」でもくり返している場合は要注意

第2章

「死ぬような思い」をくり返す理由

どこにも異常はないというのに、
なぜパニック発作はくり返されるのでしょうか?
「ストレス」や「性格」が原因ではないかと思う人も
多いかもしれません。しかし、パニック症の場合、
本当の問題は、「脳の感度がよすぎること」にあります。

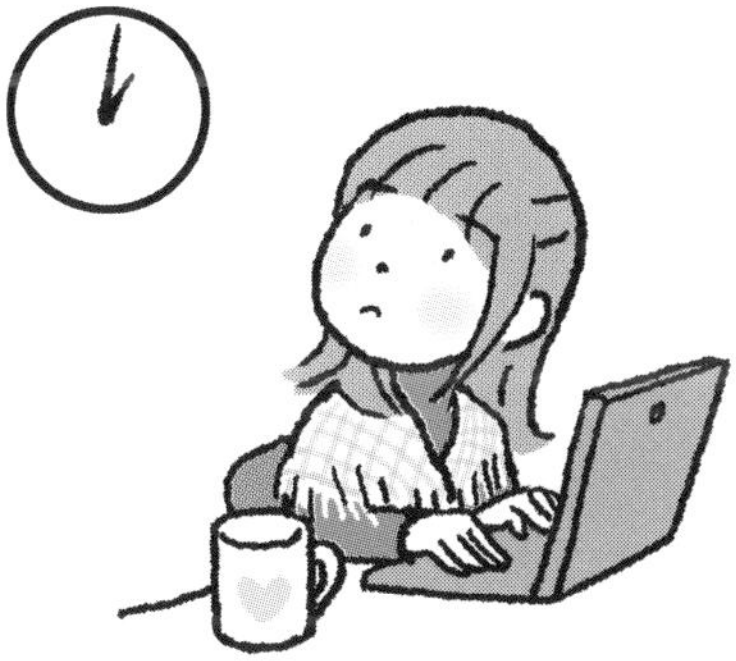

ケース
②

くり返す発作におびえる日々。どうしてこんなことに？

パニック症には発作をくり返す時期があります。Aさんの悩みは増すばかりです。

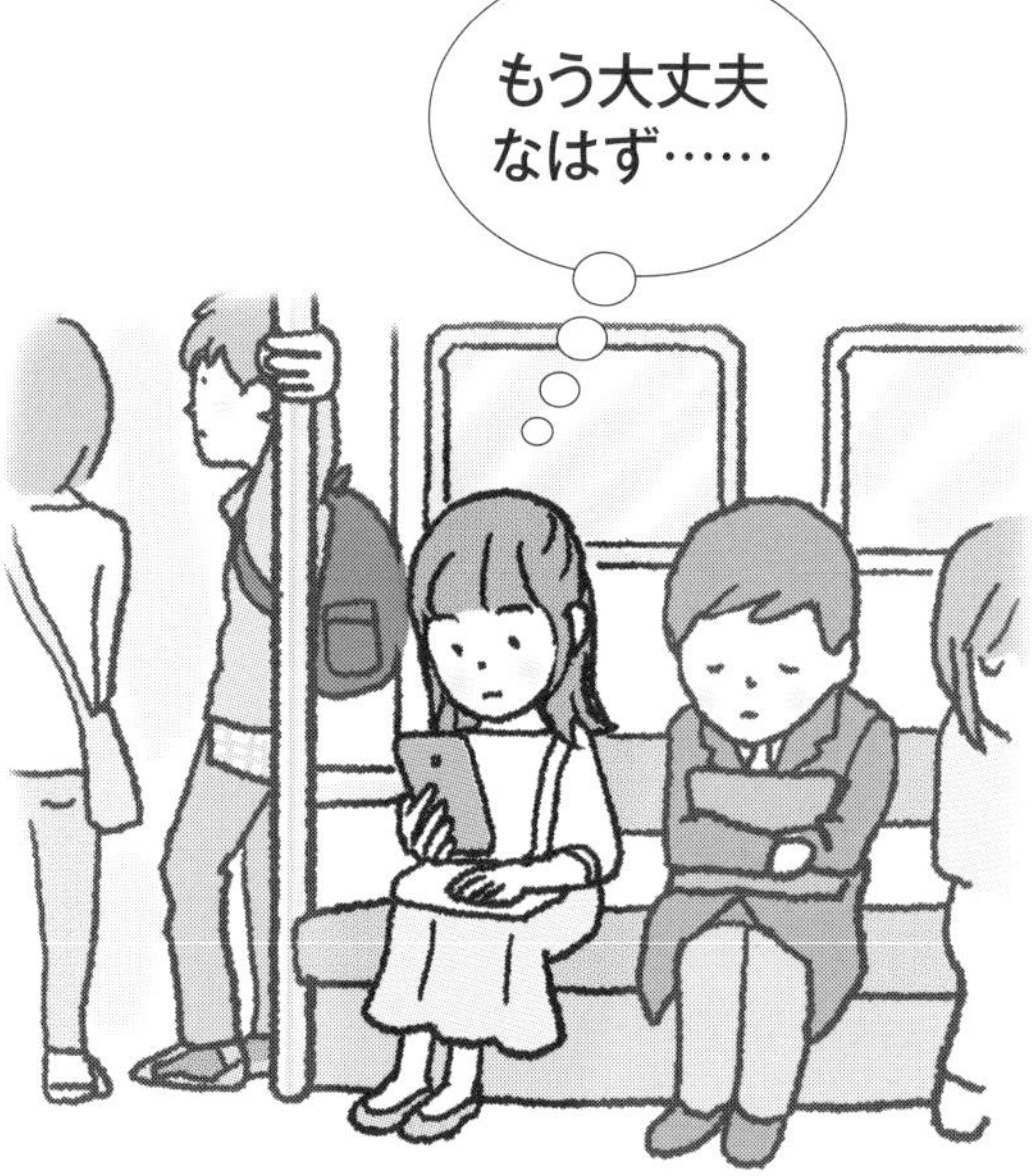
もう大丈夫
なはず……

1

混雑した電車内の発作に苦しんだAさんは、これまでよりずっと早い時間帯の、各駅停車の電車で通勤するようになりました。すいているうえ、気分が悪くなったらすぐに降りられるという安心感があったからです。

2

ところが通勤電車を変えて間もなく、安心・安全なはずの車内で突然、Aさんは動悸が激しくなるのを感じました。それはちょうど、前回の発作の始まりと同じような症状でした。

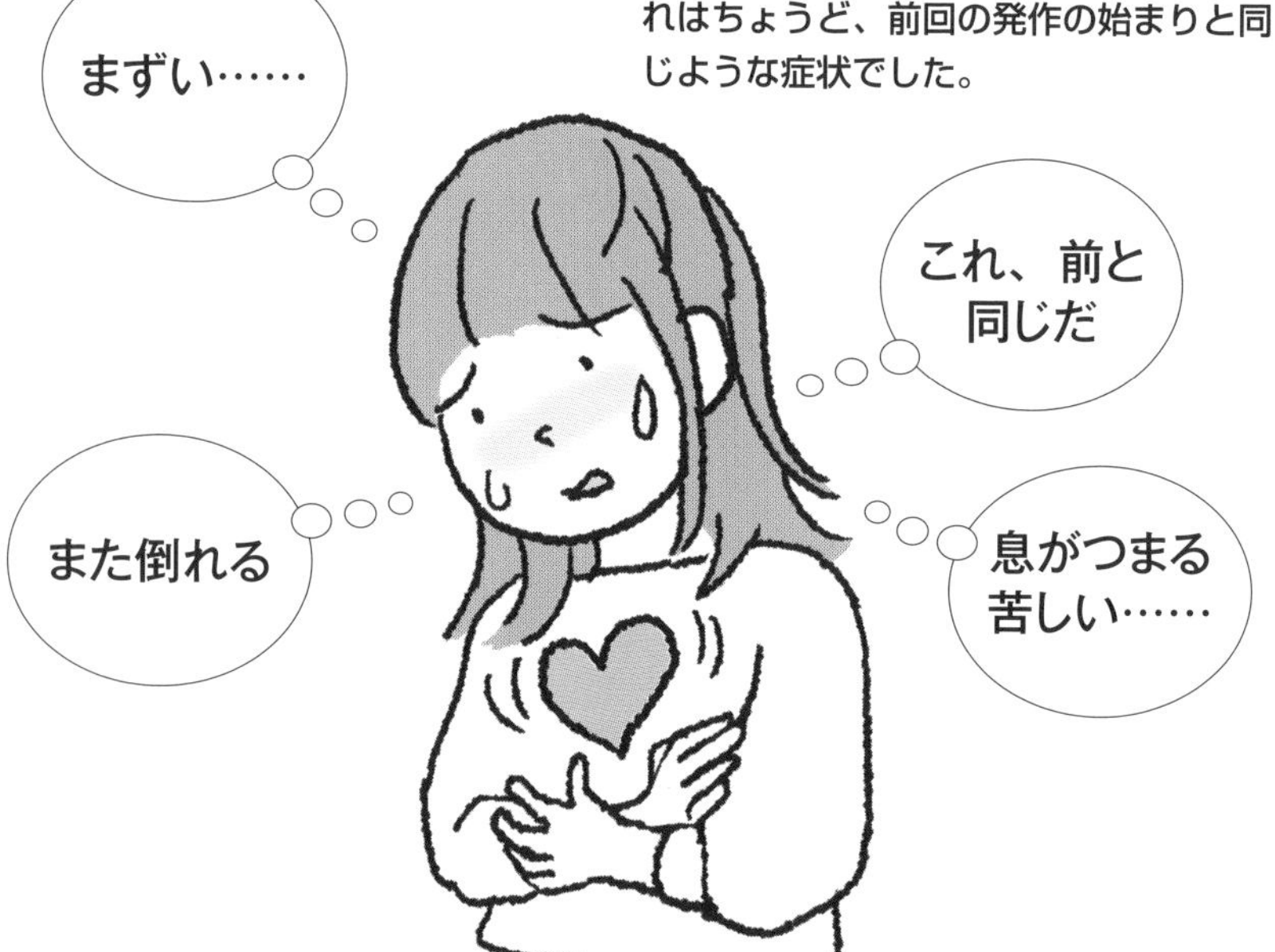
まずい……
これ、前と
同じだ
また倒れる
息がつまる
苦しい……

3　次の停車駅で途中下車し、ホームのベンチで発作をやりすごすうちに、苦しい発作はなんとかおさまっていきました。

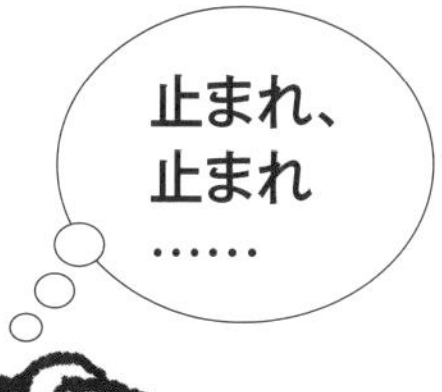
止まれ、
止まれ
……

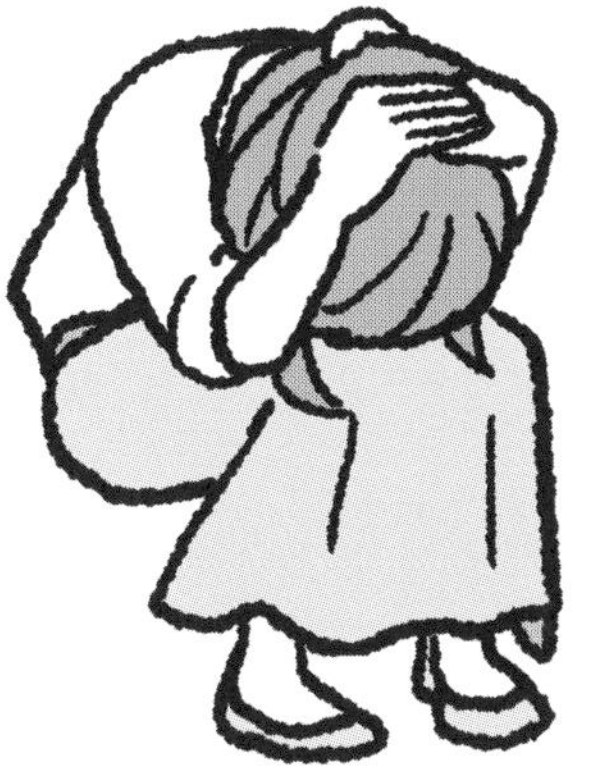

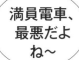

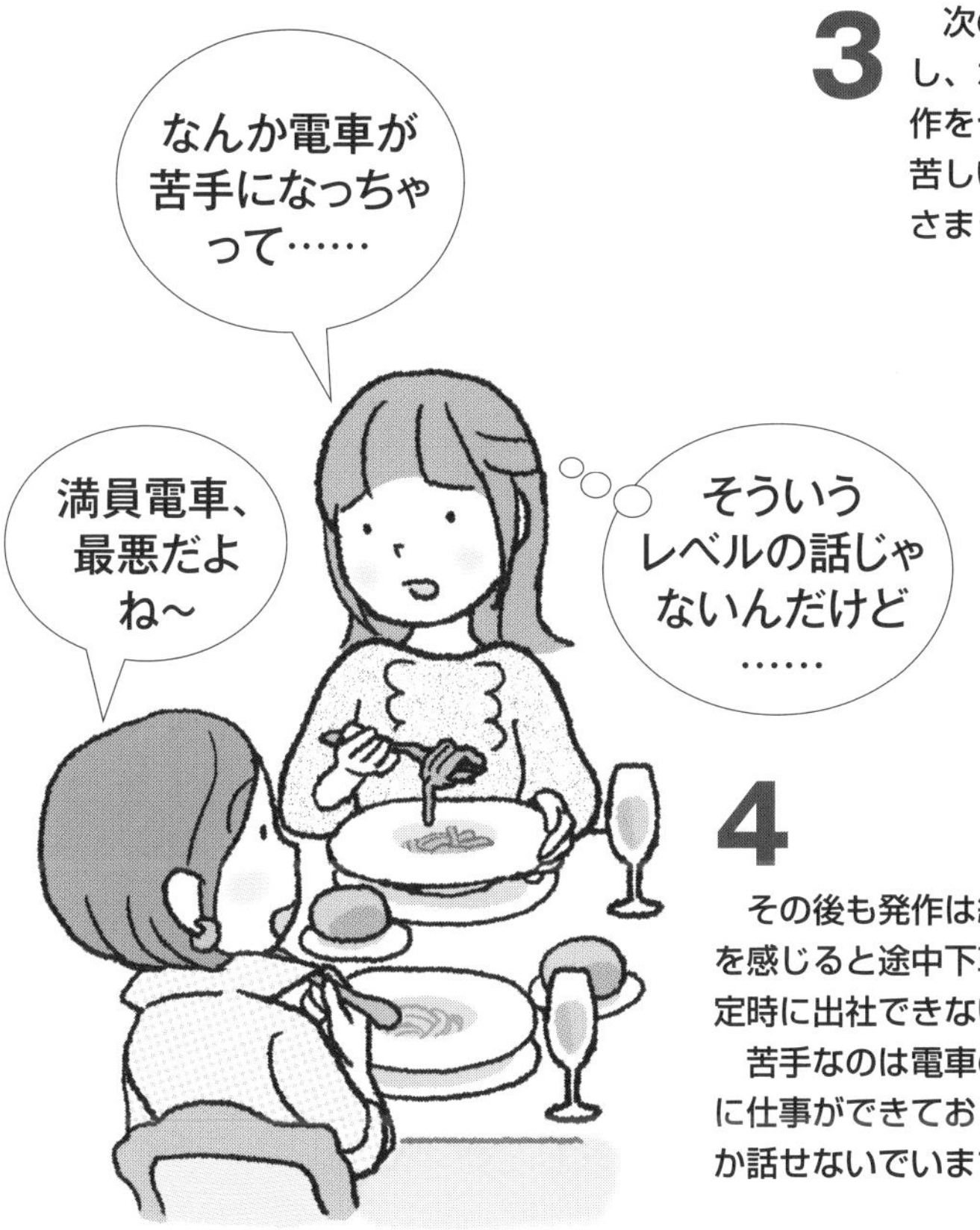
なんか電車が
苦手になっちゃって……
満員電車、
最悪だよね～
そういう
レベルの話じゃ
ないんだけど
……

4

その後も発作は続きました。少しでも不安を感じると途中下車をくり返していたので、定時に出社できない日も増えています。

苦手なのは電車の中だけで、会社では普通に仕事ができており、周囲には悩みをなかなか話せないでいます。

5　一人になると、やはり考えてしまいます。明日も、あの苦しい発作がやってくるのでしょうか？　もっと早い電車に乗らないと、ダメかもしれません。なんで、こんなことになってしまったのでしょう？

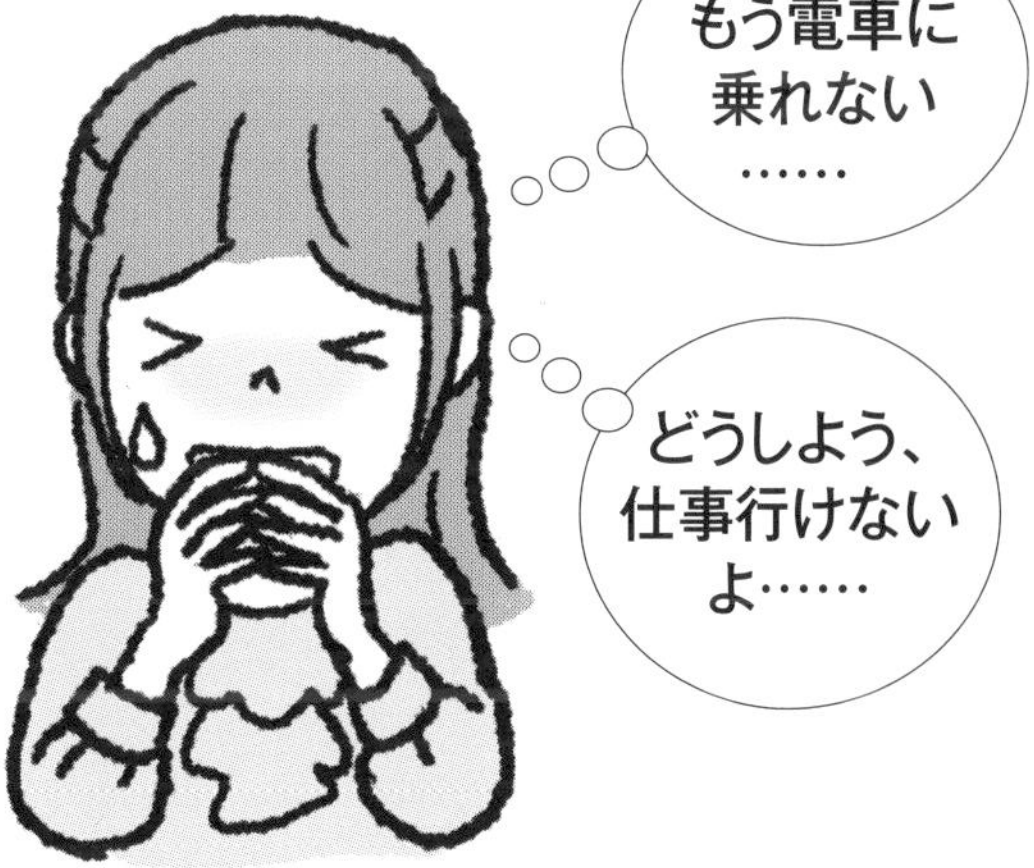
もう電車に
乗れない
……
どうしよう、
仕事行けない
よ……

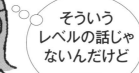

発作への不安を募らせるＡさん。
これからどうなるでしょう？
続きは第3章P42へ！

症状に注意が集中することで悪循環に

パニック症の人が起こすパニック発作は、だれにでも起こる、ささいな身体的変化に端を発します。ささいな変化に注目しすぎ、不安を感じることで、身体反応がますます激しくなっていくのです。

始まりは小さな変化

パニック症では、周囲の状況や体内の状態によって、だれにでも生じる小さな変化に注意が集中し、「よからぬことが起きているサインだ」と不安を感じることで、ごく当たり前の変化が増幅されていきます。

それがさらに不安を高め、症状がどんどん強まるという悪循環が起きています。

ちょっとしたきっかけ

「なんとなく調子が悪い」「前に発作が起こった場所や似たような場所に行く」など

身体感覚の変化

「少しドキッとした」「息苦しい気がする」「汗が出る」などという小さな変化（自律神経症状→P32）

〔対策〕慣れることで進みにくくなる（→第4章）

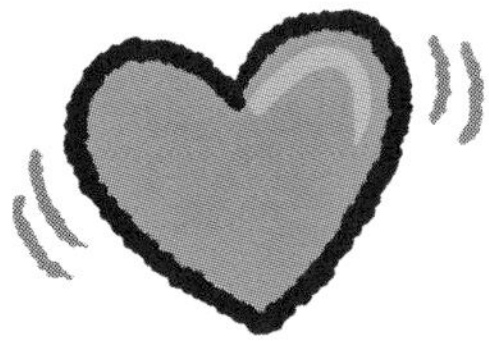

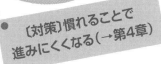

身体感覚への過敏性が発作症状につながる

体にはどこにも異常がないにもかかわらず、何度も苦しい発作をくり返すパニック症は、身体感覚への過敏性が引き起こす病気という見方ができます。

「苦しい」「ドキドキする」などという身体感覚に非常に敏感な人は、少しでも「変な感じ」があると、本来そこでやるべきこと、したいことに注意が向かず、症状の確認だけに一生懸命になりがちです。さらに、「変な感じ」を「最悪の事態の前触れ」とネガティブにとらえることで、不安や恐怖はどんどん高まっていきます。こうした不安が、実際に身体反応を強めていくのです。

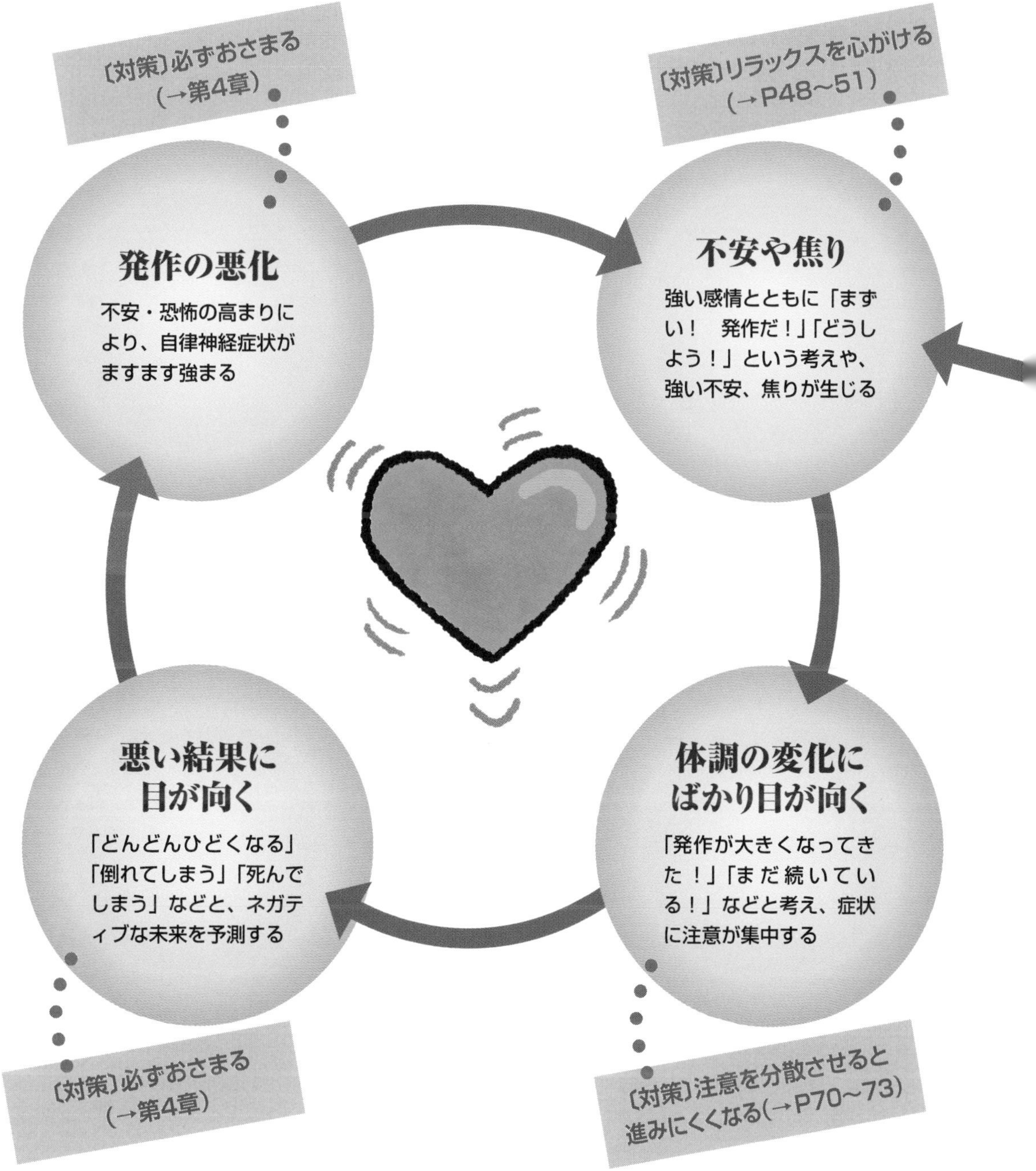
〔対策〕必ずおさまる（→第4章）
発作の悪化
不安・恐怖の高まりにより、自律神経症状がますます強まる
〔対策〕リラックスを心がける（→P48～51）
不安や焦り
強い感情とともに「まずい！　発作だ！」「どうしよう！」という考えや、強い不安、焦りが生じる
体調の変化にばかり目が向く
「発作が大きくなってきた！」「まだ続いている！」などと考え、症状に注意が集中する
〔対策〕注意を分散させると進みにくくなる（→P70～73）
悪い結果に目が向く
「どんどんひどくなる」「倒れてしまう」「死んでしまう」などと、ネガティブな未来を予測する
〔対策〕必ずおさまる（→第4章）

パニック発作のしくみ②

危険を感じたときに起こる当たり前の反応

パニック発作が始まるきっかけとなるささいな身体面の変化は、自律神経の働きが深く関与しています。危険な状況にあると感じたときにはだれにでも起こる、正常な反応です。

パニック発作の症状は「闘争・逃走反応」の現れ

「異常はない」といわれていても、くり返し発作が起こり、「本当はどこかに異常があるのに、見落とされているのではないか」という不安がぬぐえない人もいるかもしれません。しかし、一通り、身体的な異常をみつけるための検査を受けているなら、その心配はまずありません。

パニック発作時に起こる症状は、危険を察知したときに生じる「闘争・逃走反応」の現れとして説明可能です。身体的な反応は危険を認知した瞬間に起こるものであり、防ぎようがありません。パニック症の人は、その反応が起こりやすいうえ、止まりにくいのです。

症状にかかわる自律神経の働き

自律神経系は、その時々に応じて体を最適な状態にするためのしくみの一つ。相反する働きをする交感神経と副交感神経から成り立っています。

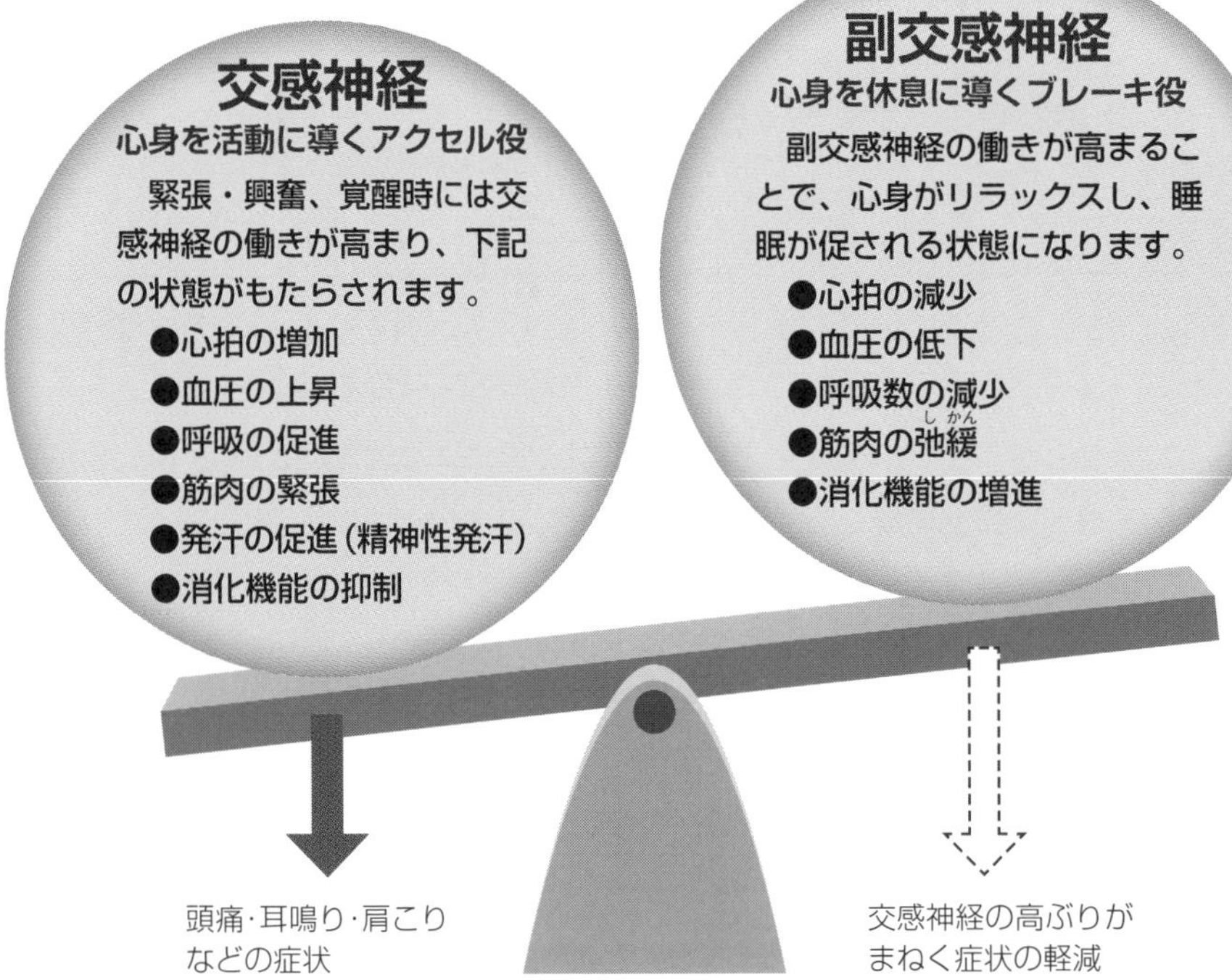

交感神経
心身を活動に導くアクセル役
緊張・興奮、覚醒時には交感神経の働きが高まり、下記の状態がもたらされます。
●心拍の増加
●血圧の上昇
●呼吸の促進
●筋肉の緊張
●発汗の促進（精神性発汗）
●消化機能の抑制
副交感神経
心身を休息に導くブレーキ役
副交感神経の働きが高まることで、心身がリラックスし、睡眠が促される状態になります。
●心拍の減少
●血圧の低下
●呼吸数の減少
●筋肉の弛緩《しかん》
●消化機能の増進
頭痛・耳鳴り・肩こりなどの症状
交感神経の高ぶりがまねく症状の軽減

交感神経の高ぶりが症状に

パニック発作時にみられるさまざまな症状は、自律神経の働きがかかわる自律神経症状という側面があります。アクセル役の交感神経の亢進、つまり働きが高まった状態が続くことで、さまざまな症状が生じるのです。

やばい!

まずい!

交感神経の働きが高まる

「闘争か逃走か」反応

危険を察知したときに、自分の身を守るための反応が生じます。危険に立ち向かい闘うか、逃げるかを脳が瞬時に判断し、体を活動に適した状態にするのです。

「闘争か逃走か」反応（闘争・逃走反応）といわれ、考える間もなく身体的な変化が生じるのは、体に備わっている正常な反応です。

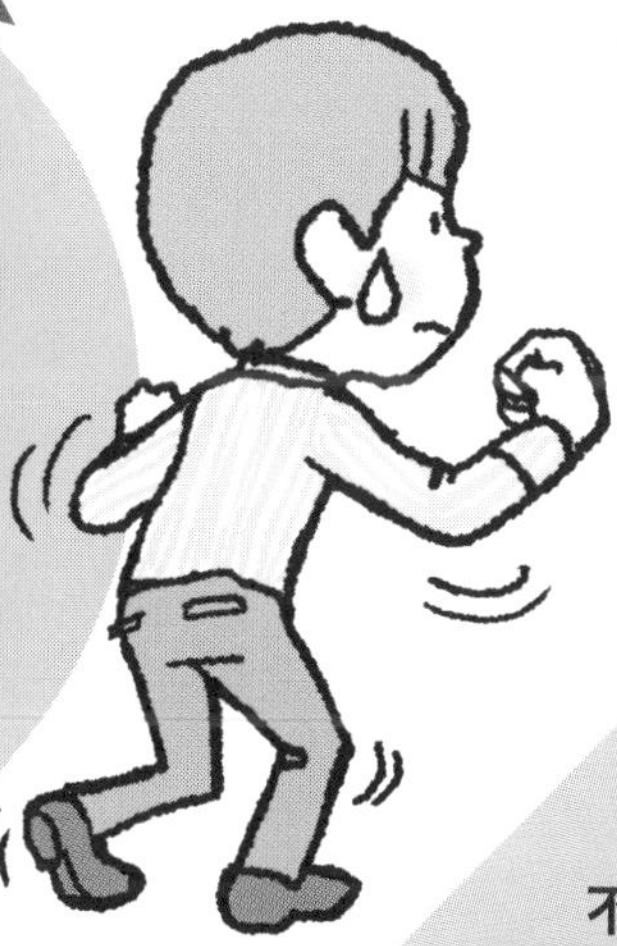

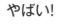

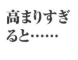

対象がわからないから不安が強まる

なにと闘うのか、あるいはなにから逃げるのか具体的な対象がみえないことで、ますます不安が強まります。

高まりすぎると……

闘うことも逃げることもできない状況が続くと、自分ではコントロールできないほどの大きなパニック発作につながりやすくなります。

不安は危険を知らせる信号。悪いものではない

不安は、「実態は明らかではないが、なにか危険がありそうだ」と感じたときに生じる情動です。不安があるからこそ、いち早く危険な状況に対応できるのであり、決して「悪いもの」ではありません。不安が強い人は、それだけ危険を察知する能力が高いともいえます（→P34）。

パニック発作のしくみ③

脳の過剰反応で症状が出やすくなる

自律神経症状も、強い不安や恐怖も、脳の働きがもたらすもの。その意味で、パニック症の症状は、根本的には脳の働きの問題といえます。

パニック症にかかわる脳の働き

検査数値や検査画像で示されるような異常はありませんが、パニック症の症状には、脳の働きが深くかかわっています。

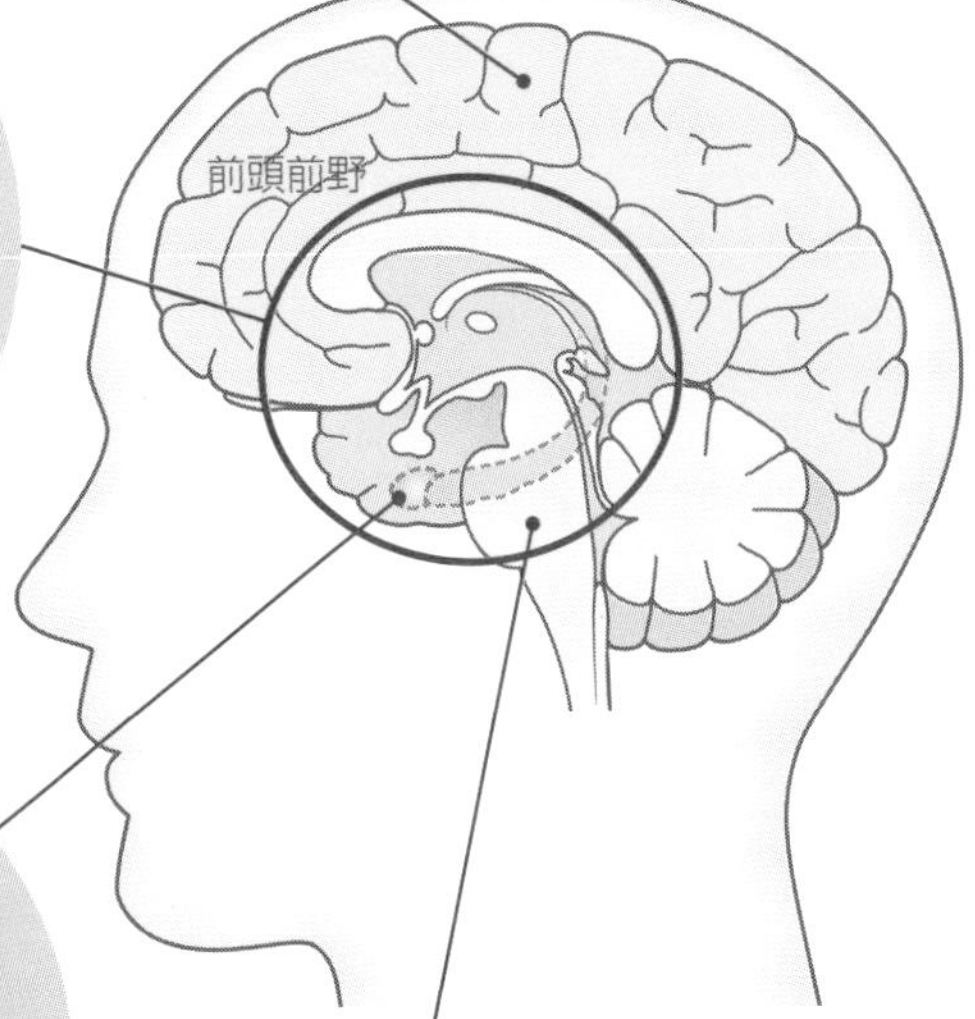

大脳皮質

大脳の表層にある大脳皮質は、高度な認知機能をになう部位。とくに前頭前野で、さまざまな情報を統合し、思考、判断する

大脳辺縁系

情動、本能などにかかわる部位。ホルモン分泌や自律神経系の中枢であり、ストレスに対する反応に深くかかわる

扁桃体《へんとうたい》

大脳辺縁系の一部で、危険を察知するセンサーのような働きをするところ。不安や恐怖の源であると同時に、危機を察知したとたん警報を発し、身体反応を生じさせる

脳幹

呼吸などの基本的な生命維持機能にかかわる部位

安全な状況なのに危険を察知してしまう

パニック発作の起こりやすさは、脳の働き方に大きく左右されます。パニック症の人の脳は、さまざまなセンサーが鋭敏で、危険を察知する能力が非常に高いのです。

センサーが鋭敏であることは「異常」ではありません。しかし、客観的にみれば危険のない、むしろ安全なところでも、わずかな変化を拾い上げアラームを発するため、不安や恐怖の高まり、自律神経系の反応が出やすくなるという困った面はあります。

ただ、こうしたしくみがわかれば、取り組み方もみえてきます。働きすぎるセンサーにどう対応していくかが、パニック発作の治療のポイントになります。

「起こりやすい場所」にも関係している

パニック発作が起こりやすい場所として、混雑した電車の中などがあります。閉鎖された空間で人が多いところは、通常より二酸化炭素濃度が高めであると考えられます。パニック症の人は、それを敏感に感じ取るため、危険を感じたときの反応が出やすいのです。逃げ出したくても、それができない状況にあることで、さらに不安が募りやすくなります。

考え方

扁桃体が発した警報の真偽や、不安・恐怖を、前頭前野がどのように判断するかによって、身体反応は止まることもあれば、より一層、高ぶり続けることもあります。

摂取したものへの過敏性

カフェインやアルコールなど、外因性の物質が脳の働きに影響することがあります（→P18）。

危険を察知する能力

多くの危険が潜んでいる状況下では、危険を察知する能力が高いほど、生き延びられる可能性が高まります。しかし、高すぎる能力は過剰な反応を引き起こすもとになりがちです。

二酸化炭素への過敏性

二酸化炭素の濃度が高い空間は、酸欠状態になるおそれがあるため、だれにとっても危険です。パニック症の人は、健康な人より低い二酸化炭素濃度でも過敏に反応し、過呼吸をはじめ、パニック発作を起こしやすくなります。

呼吸の調整

酸素不足は命にかかわりますが、血液中の酸素濃度が高くなりすぎるのも問題です。過呼吸を起こすと、「吸いたい」という意識と反対に、脳幹の呼吸中枢は自動的に呼吸数を抑制しようとするため、ますます苦しさが増します（→P14）。

誘因

「ストレス」や「忙しさ」は直接の原因ではない

パニック症の場合、ストレスが直接、発作の原因になるわけではありません。ただし、ストレスが強かったり、非常に多忙であったりすることで、発作が起こりやすくなるおそれがあります。

「原因」ではないが「誘因」になりうる

ストレス、多忙な生活などはパニック発作の「原因」とはいえませんが、パニック発作が起きやすくなるという意味で「誘因」であるとはいえます。

ストレス

ストレスを感じているとき、脳内にはノルアドレナリンという神経伝達物質の分泌が増えるなどといった変化が生じ、交感神経の働きが高まります。交感神経の高ぶりが続くと、自律神経症状が出やすくなります。

「やりがい」はあってもストレスになることも

ストレスはなんらかの刺激があることで生じるもの。つらいこと、いやなことだけでなく、一般的には「よいこと」とされていたり、自分自身が「やりがい」を感じていたりすることでも、ストレスになることはあります。

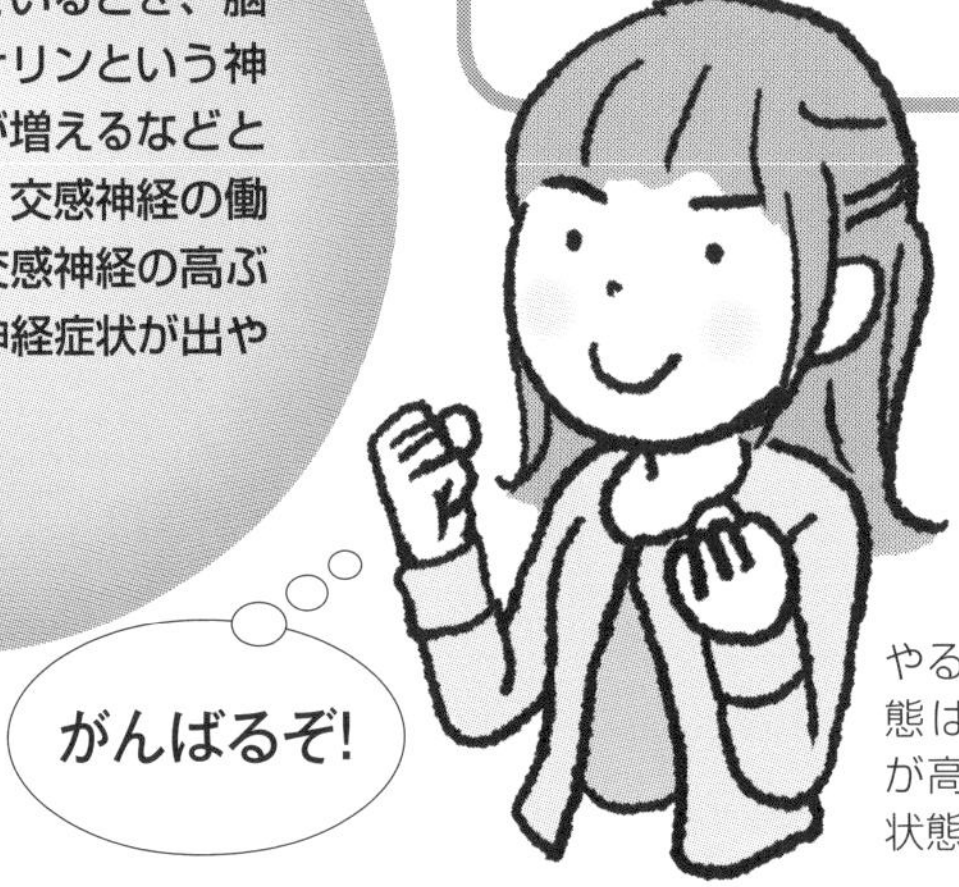

やる気十分な状態は、交感神経が高ぶっている状態でもある

「休んでいれば治る」というわけではない

パニック発作を起こしたことに対し、「ストレスがたまっているのでは?」「忙しすぎるのだろう。休んだほうがいい」などと言われたり、自分でもそう感じたりしている人も多いでしょう。

たしかに、発作につながりやすい体調の変化を整えるという意味で、ストレス対策を考えたり、忙しすぎる生活を見直したりすることは必要です。

ただし、人生にストレスはつきものです。多少のストレスがあっても、また忙しく過ごしながらも発作に悩まずに暮らしていけるようにするために、適切な治療を受けることが大切です。

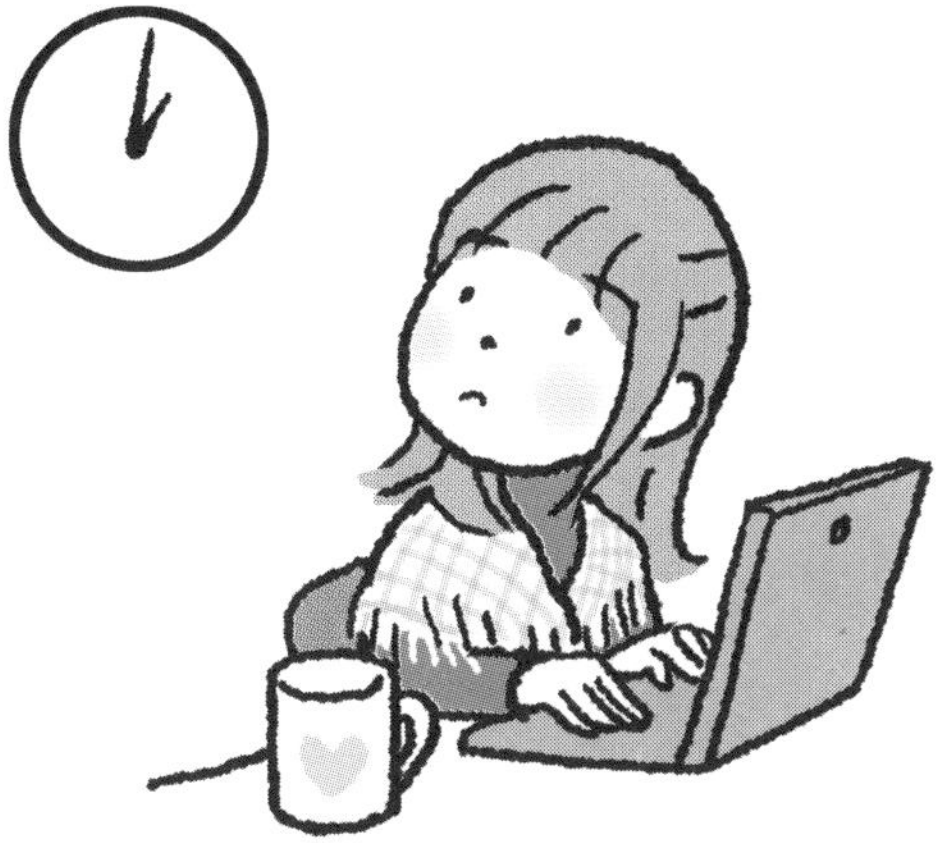

多忙

忙しさはストレスになることもありますし、交感神経の働きが高まりやすくもなります。忙しい時期ほど、知らず知らずのうちに、カフェインを含む飲料をたくさん摂取しているという人もいます。

どうとらえるか?

ストレスが強かったり、忙しすぎたりすることで体調の変化が生じやすくなるのは、だれでも同じです。だれでも同じように生じる体調の変化をどうとらえ、どのように反応していくかが、パニック発作につながるかどうかの分かれ目です。

体調の変化

交感神経の亢進が続くこと、生活リズムが乱れやすいことで体調の変化が起こりやすくなります。

生活リズムの乱れ

交感神経の緊張が続いたり、忙しい生活が続くうち、睡眠不足に陥ったり、食事の時間が不規則になったりするなど、生活リズムに乱れが生じやすくなります。

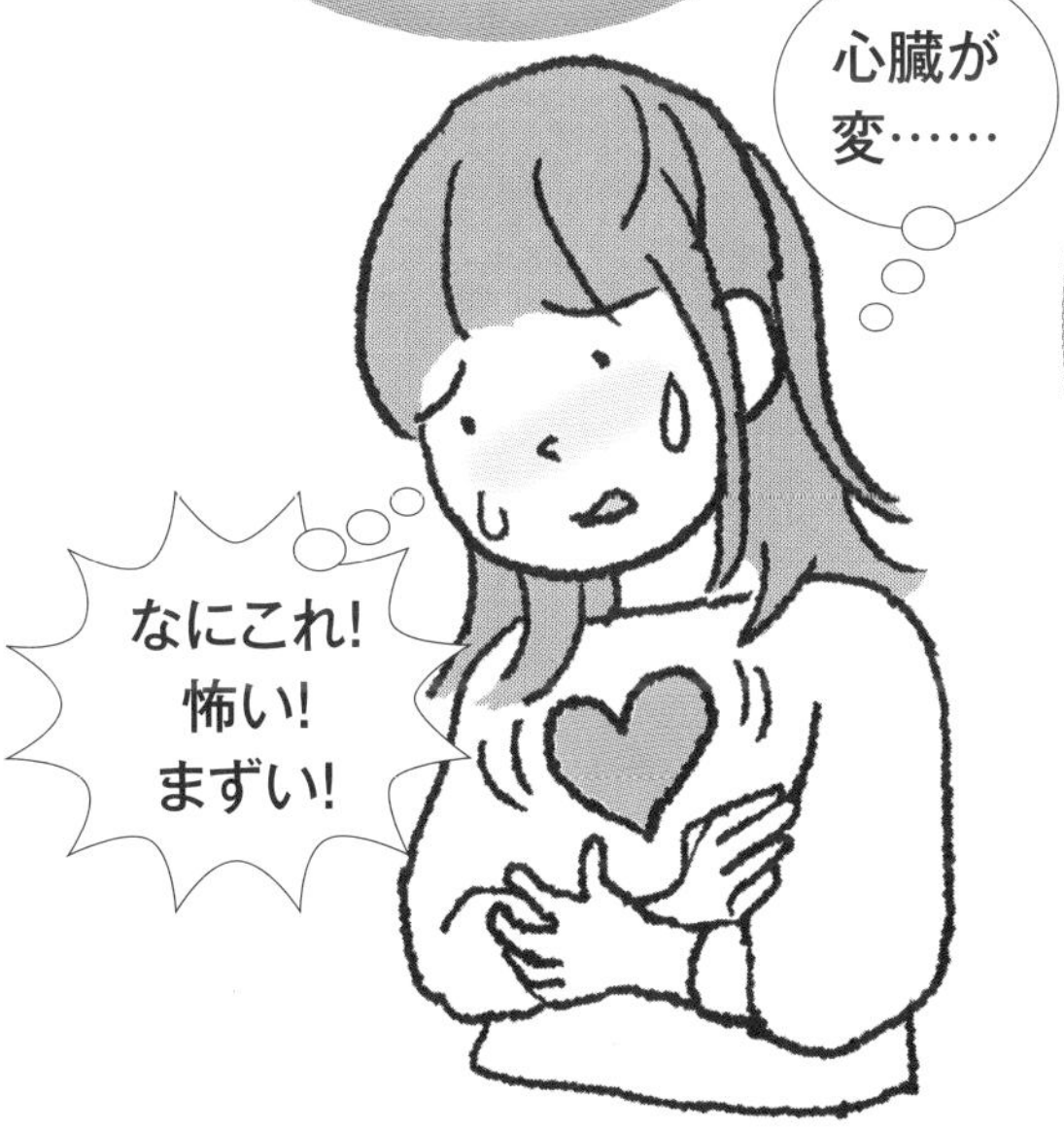

なりやすい人

生まれもった体質、脳の特性の影響が大きい

パニック症はだれもがなりうるものですが、「なりやすい人」もいます。その多くは避けがたいものです。「なぜ自分は……」などと考え込まず、自分の状態を客観的に知ることが大切です。

気の強さ・弱さは発症とは無関係

原因のわからない苦しい発作のくり返しに、「なぜこんなことになったのか」と嘆いている人も多いでしょう。発作への恐怖から「できないこと」が増えていくにつれ、自分を責める気持ちも生まれやすくなります。

周囲の人に「気が弱い」などと、まるで性格の問題であるかのような言葉を投げかけられ、ますます自信をなくしてしまうこともあります。

けれど、パニック症は基本的には「危険を察知しやすい」という脳の感度の問題です。いわゆる気の強さ・弱さが発症と関連するわ

発症にかかわる要因のいろいろ

パニック症は、比較的若い年齢で発症しやすい傾向がみられます。とくに、家族にパニック症の人がいる人ほど、発症する確率は高くなります。

遺伝的な要因

パニック症になるかどうかは、遺伝的なことが大きく関係していると考えられています。血縁関係の近い家族（第一度近親者）にパニック症の人がいる場合、パニック症になる危険率は7.8倍にのぼるという報告もあります。

▼第一度近親者の範囲

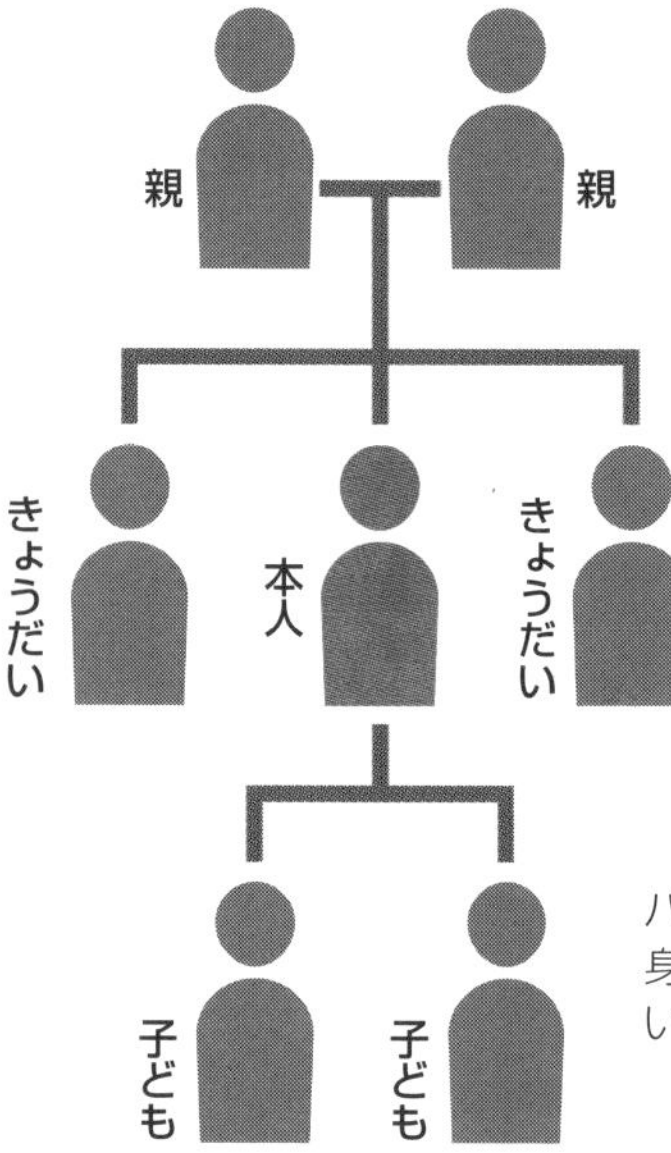

親
親
きょうだい
本人
きょうだい
子ども
子ども

パニック症の患者さんは、身近な家族にも同病の人がいる場合が少なくない

けではありません。
「なぜパニック症になったのか」と悩んでいても、事態は改善しません。「そういう脳の特性がある」ことを踏まえたうえで、「では、なにができるか」を考えていきましょう。

年齢

パニック症の生涯有病率（パニック症と診断されたことがある人の割合）は1.5〜2.5%とされますが、65歳以上の有病率は0.1%にすぎません。

20代での発症が多くみられます。女性の場合は15〜24歳、そして更年期世代の45〜54歳も有病率が高めです。

男女差

理由は定かではありませんが、パニック症は女性のほうがなりやすく、女性の有病率は男性の2〜3倍といわれています。

生活スタイル

都会に住む人と郊外に住む人、喫煙者と非喫煙者では、いずれも前者のほうが発症率は高めであるとされています。

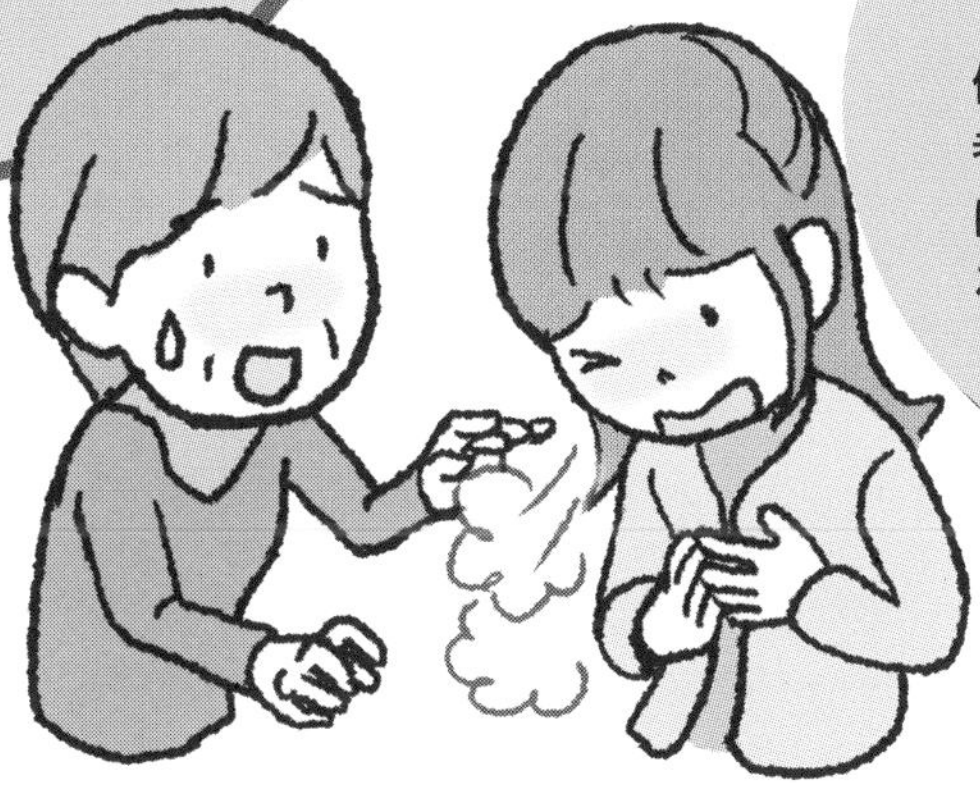

もっともなりやすいのは若い世代の女性。ただし年配の患者さんや、男性の患者さんも少なくはない

成育環境や過去のトラウマ体験と関係する？

過去につらい経験をしたことで、危険を察知する能力が高まったり、ネガティブな考えをもちやすくなったりすることはあるでしょう。しかし、過去の成育環境やトラウマ体験が、そのままパニック症の原因になるという考え方は、科学的根拠があるわけではありません。

過去の体験の影響でパニック発作が生じていることが明らかであれば、それはパニック症ではなく、PTSDによるものと考えられます（→P21）。

COLUMN

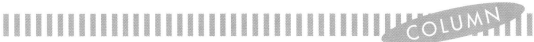

「先輩たち」に聞く、パニック症とのつきあい方・その1

「パニック障害・社交不安障害患者会～なかまの会～」※のホームページに寄せられた、患者さんの声を紹介します（表現の一部は改変）。

ゆっくり治していきたい

スーパーのレジに並んでいたとき、突然、吐き気と息苦しさに襲われました。そのときの恐怖心が忘れられず、やがて外出が困難に。その後、「パニック症」と診断されました。

ネットや医学本をみると、病歴何年、十何年なんていう方の話もあり、正直ショックを受けましたが、病歴は長くても普通に生活をしている人がほとんどだということにも気づきました。今はまだ、やりたくてもできないことが多いのですが、ゆっくり治していきたいです。

「できるようになったこと」に感謝

私は学生時代に発症し、卒業後、就職できずに２年間ほどひきこもりに近い状態でした。とても孤独で、まわりから取り残されていく焦りもありました。病院で処方される薬だけが頼りで、やっとの思いで通院していました。

治療を続けた今、近場の旅行くらいなら楽しく行けるようになりました。できないことに固執して自己否定するのではなく、たくさんのことができるようになったことに感謝しつつ、これからもがんばっていきたいと思います。

「病気なのだ」と思うことで楽になった

自分の完璧主義、心配性といった気質は、マイナスばかりではないと思って共存していますが、広場恐怖の症状はとても困りました。自分でなんとかしようと苦闘してきましたが、「まわりの人と同じようにできる」「健康だったときの自分に戻る」ことを目指していたせいか、失敗の連続でした。駅のホームで「また今日も乗れなかった」と、電車を見送る日々のなか、「できて当たり前なのに」と自己評価は低下する一方でした。

その後、病気のことを学び、「今できること・できないこと」を見極め、「病気だからできなくても不思議ではない」というところから出発するようになったことで、思うように行動できなくても落ち込まなくなりました。うまくいかなかったときは「ハードルを上げすぎたかな？」と考え、リハビリのような感じで、日々の「課題」に取り組んでいます。

※会合の開催、季刊誌の発行など、近畿地方を中心に活動している患者会（ホームページhttps://nakama1996.wixsite.com/kansai）

第3章

これからどうなる？薬で治る？

命にかかわる病気ではないとはいえ、
苦しい発作をくり返していると、日常生活にも差し支えが生じやすくなります。
だからこそ、放っておかないことが大切です。
薬を上手に使いながら、「感度がよすぎる脳」の働きを調整し、
症状をコントロールしていきましょう。

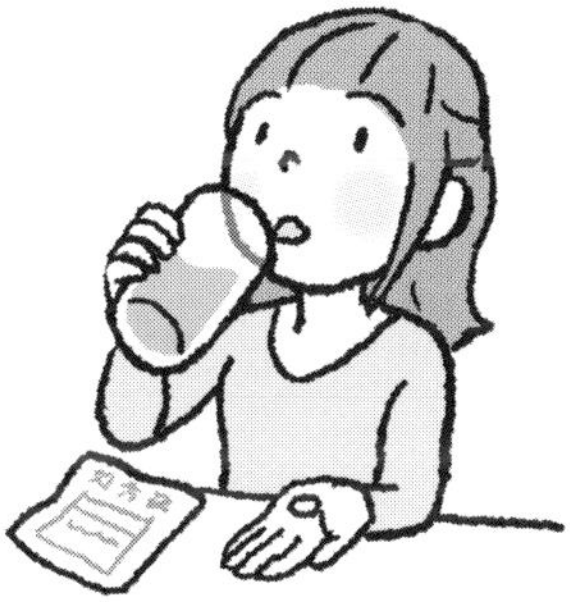

ケース
③

職場でも発作が起こるように。しばらく仕事を休みたい

病状がなかなか改善しないAさんは、しばらく療養に専念することになりました。

1

Aさんは、この頃、疲れ気味です。早朝の電車に乗るために早起きしなければならないのですが、寝つきが悪く、慢性的な睡眠不足に陥っています。

近所のクリニックでこれまでの経過を伝えて相談したところ、「眠れないときや、パニックになりそうなときに飲むと楽になるから」と、抗不安薬を処方されました。

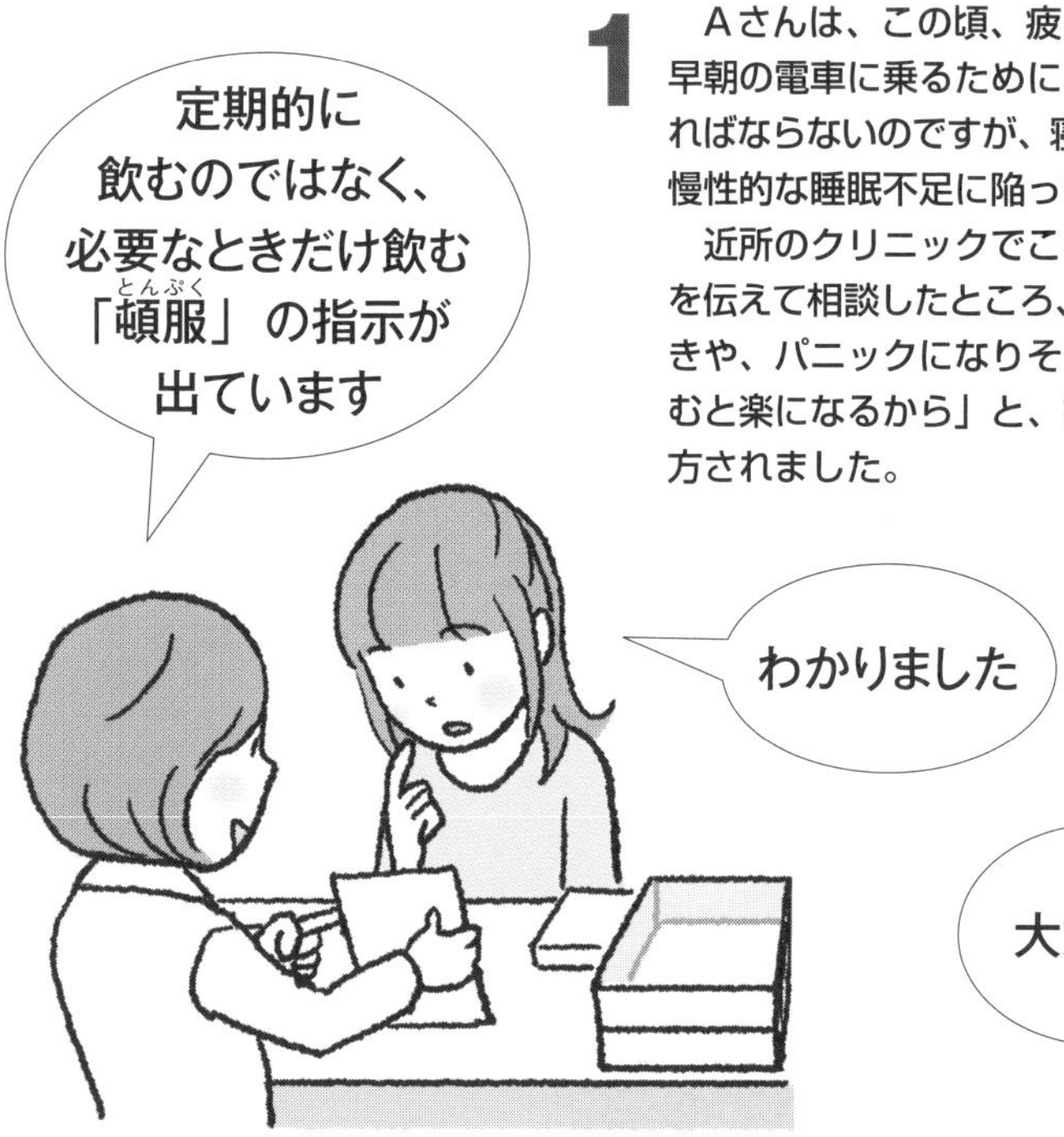

定期的に飲むのではなく、必要なときだけ飲む「頓服《とんぷく》」の指示が出ています
わかりました

2

「いざというときには薬を飲めばいい」と思うと少し気が楽になったような気がしていたAさんですが、相変わらず電車は苦手で、途中下車をくり返しながらの通勤です。

そして今度は職場での会議中に具合が悪くなり、発作を起こしてしまいました。

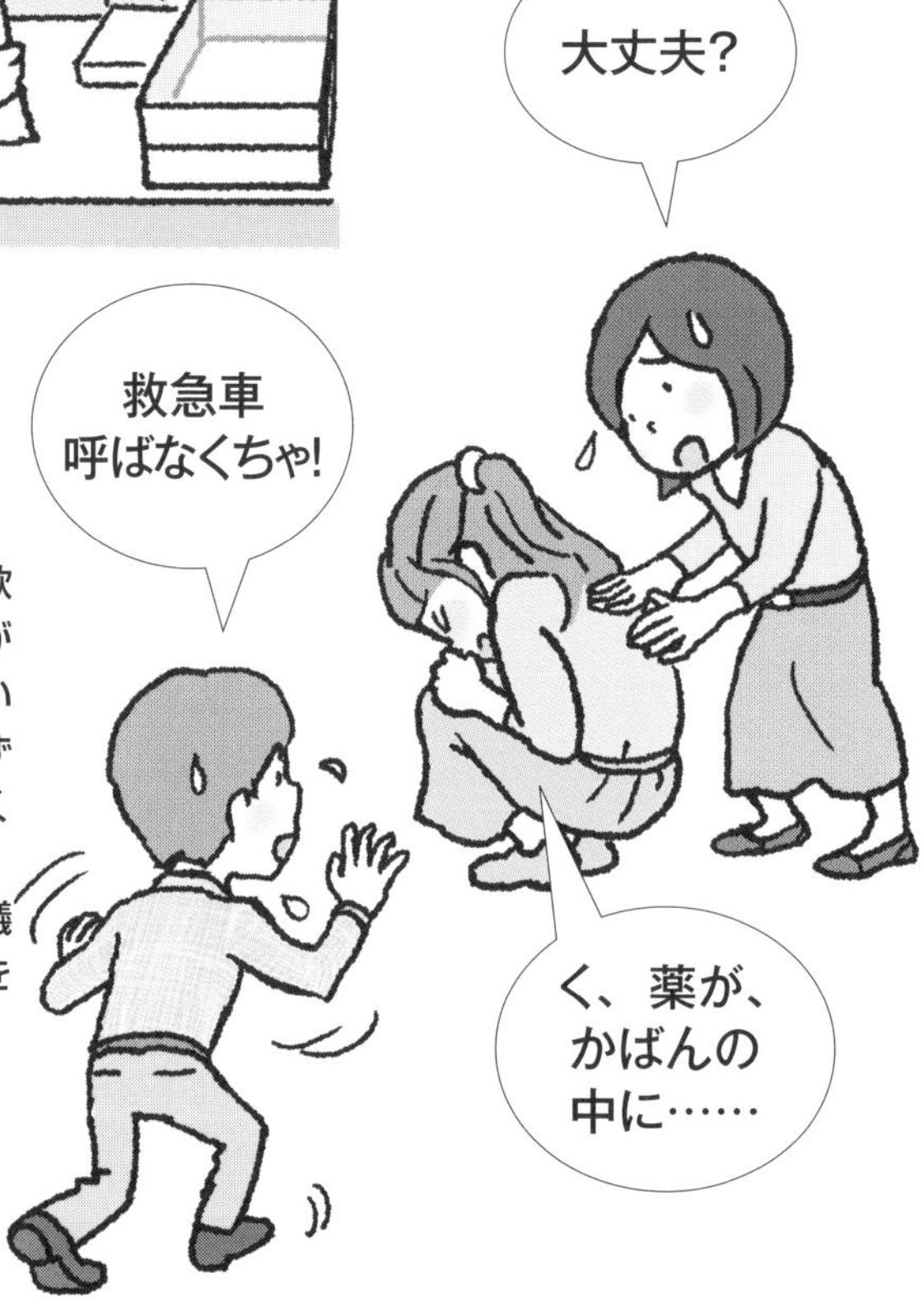

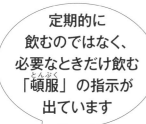

大丈夫?
救急車呼ばなくちゃ!
く、薬が、かばんの中に……

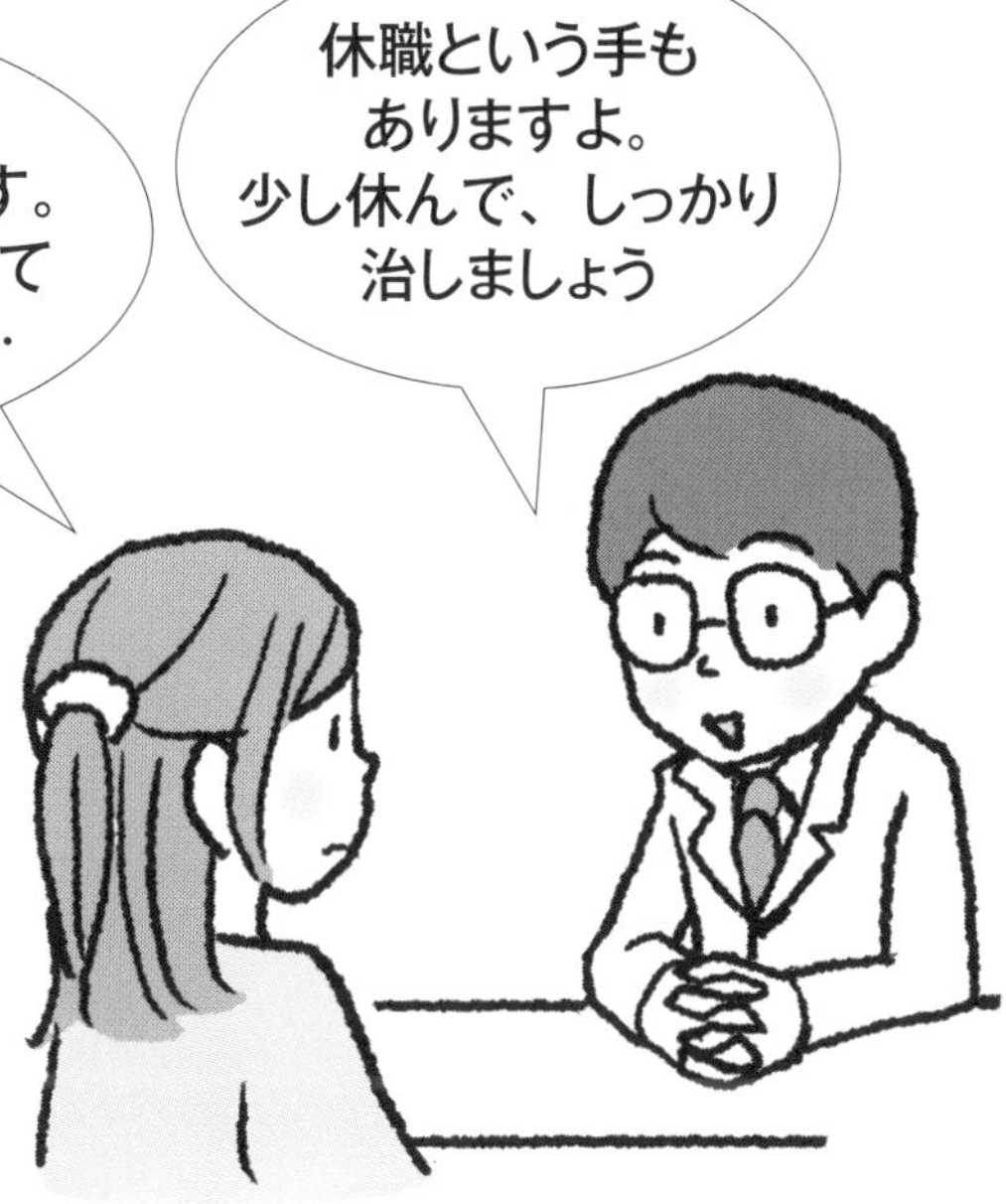
私、仕事を
辞めようかと思うんです。
みなさんに迷惑をかけて
ばかりで苦しくて……
休職という手も
ありますよ。
少し休んで、しっかり
治しましょう

3

度重なる遅刻に加え、職場で大きな発作を起こしたことで、Ａさんは仕事を続ける自信をすっかり失ってしまいました。そして、職場の産業医の勧めで受診した精神科で、Ａさんは「パニック症」と「軽度のうつ病」の合併と診断されたのです。

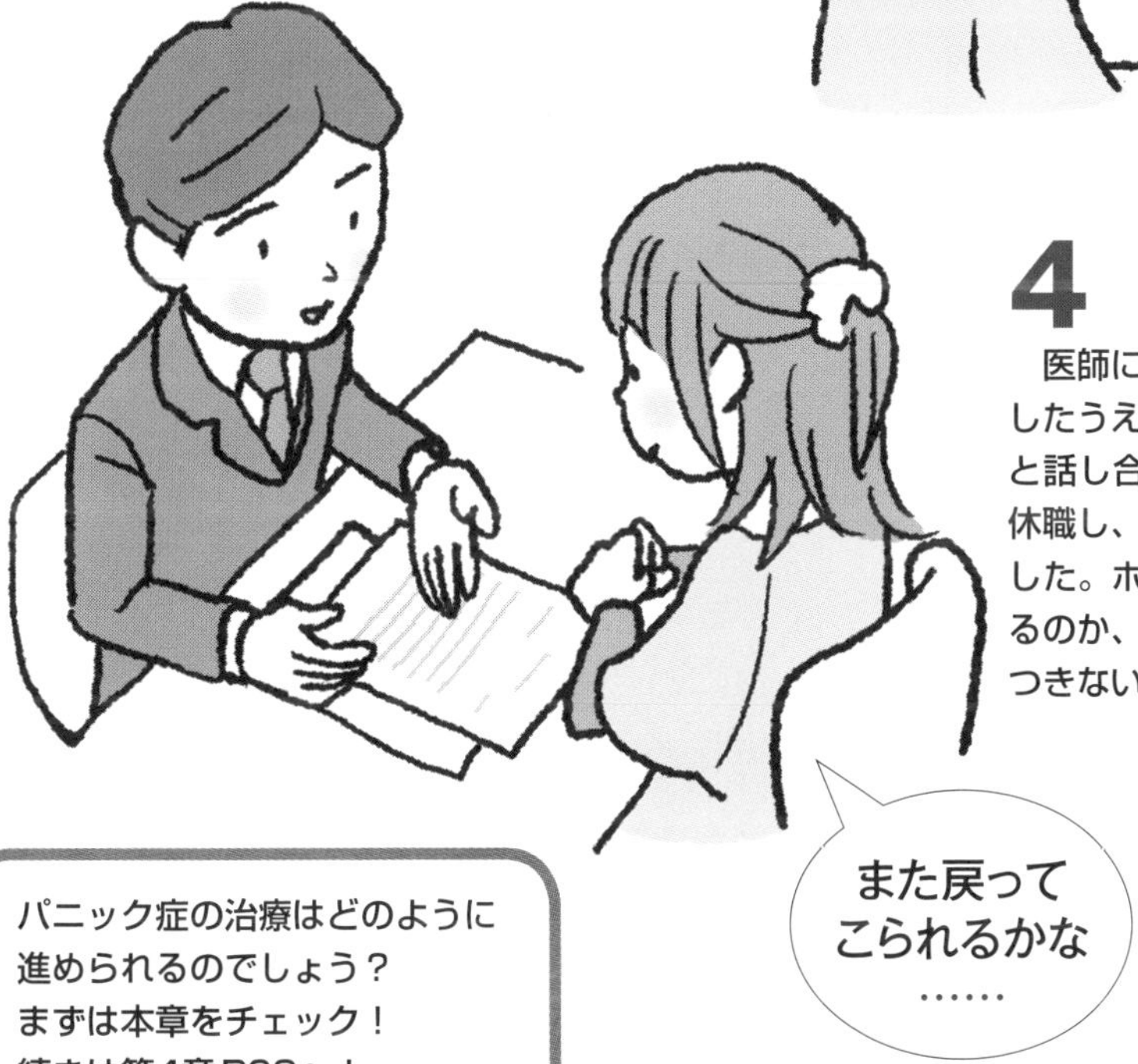
また戻って
こられるかな
……

4

医師に書いてもらった診断書を用意したうえで、職場の上司や人事担当者と話し合った結果、Ａさんは2ヵ月間休職し、治療に専念することになりました。ホッとした半面、2ヵ月間で治るのか、仕事に復帰できるのか不安のつきないＡさんです。

パニック症の治療はどのように
進められるのでしょう？
まずは本章をチェック！
続きは第4章P62へ！

今後の見通し

早めの対応で生活への影響は避けられる

「パニック症」という診断は同じでも、病状は人によって差があります。どんな病気も同じですが、早めに対応していくことができれば生活への影響は最低限に抑えられます。

現状によって見通しは異なる

発作への不安の強さ、広場恐怖の有無、回避行動の現れ方によってこれからの見通しは違います。できるだけ早い段階で、パニック症に適切に対応していくことが大切です。

初めてパニック発作を経験した人

初回の発作時にきちんと原因を確かめ、危険なものではないと確認しておくことで不安が減れば、くり返しを避けられる場合もあります。

予期せぬパニック発作が2回以上、「また起こるかもしれない」という予期不安が1ヵ月以上続くようなら、パニック症の疑いが濃厚

発作をくり返している人

薬物療法をおこないながら、発作のくり返しを防いだり、発作を大きくしないための対処法を学んだりしていきます。

日常生活を続けながら治療に取り組む

発作のくり返しを防ぐことで、広場恐怖や二次的に起きてくるうつ病は予防できます。

広場恐怖／回避行動がみられる人

広場恐怖や回避行動が強く現れている場合、生活に支障をきたしやすくなります。発作の抑制をはかりながら、行動の幅を広げる取り組みが必要です。

うつ病などを併発している人

抑うつ症状が強い場合には、ゆっくり休むことが大切です。

治療に専念することも検討する

病状に応じて、治療に専念する療養期間をとることを検討します。

広場恐怖の有無などで回復にかかる時間は異なる

パニック症と診断されるまでにかかる時間や、診断後の経過は人によって違います。

パニック症の診断がついたからといって、治療に専念しなければならないわけではありません。服薬など適切な治療を受けながら、発症前と同じように生活している人もたくさんいます。

一方で、広場恐怖を伴っている場合は、実生活上の問題も出やすくなります。この場合、一定期間休職するなど、治療に専念できる環境を整え、療養することも考えます。とくに、うつ病を併発している場合には、ゆっくり休むことが必要です。

回復のレベルと治療の過程

発作のくり返しが激しい時期は、就労はむずかしいこともありますが、うつ病などを伴わないかぎり、「行動活性化期」が続くと考えてください。

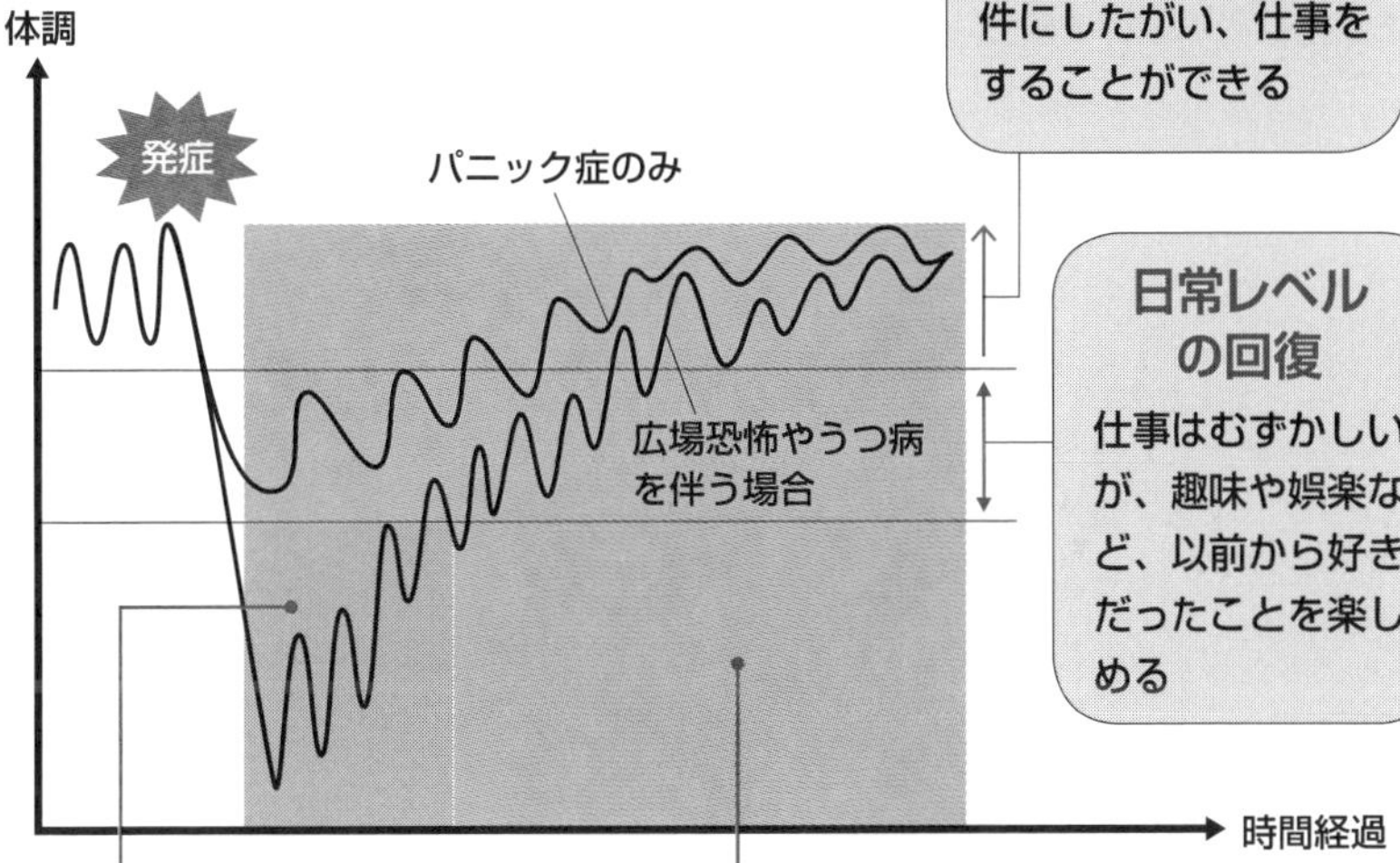

体調
発症
パニック症のみ
広場恐怖やうつ病を伴う場合
時間経過

就労可能レベルの回復
定められている就業条件にしたがい、仕事をすることができる

日常レベルの回復
仕事はむずかしいが、趣味や娯楽など、以前から好きだったことを楽しめる

療養期
〈服薬と休養〉
ストレスを増大させるおそれがある刺激はできるだけ減らし、心身が休まる環境を整えていく（→P46）

行動活性化期
〈服薬と積極的な活動〉
活動・行動を制限せず、むしろ積極的に、不快な感覚や状況に対処するためのトレーニングなどをおこなっていく

▼治療への専念が必要と判断される目安

- □「死んでしまいたい」という気持ちがある
- □ほとんど毎晩寝つきが悪い、夜中に目が覚め寝つけなくなる、早朝、まだ暗いうちから目が覚めてしまうなど、睡眠に問題が生じている
- □朝、目が覚めても布団から出て活動を始める気力がわかない
- □食欲がない日が続く、過食をくり返すなど、食生活がこれまでと違っている
- □なにをしても楽しくない。以前には好んでいた趣味や娯楽も楽しめない

治療の進め方

発作のしくみを理解し適切な対処法を学ぶ

パニック症は、ただ休んでいるだけで自然に治るというものではありません。薬物療法を含め、パニック発作を防ぐための対応をきちんととっていくことが必要です。

発作にとらわれない生活を目指す

パニック症の治療目標は、たんにパニック発作を起こさないようにするというだけではありません。パニック発作への不安におびえずに生活していけるようになる、さらに、その状態を維持していくことを目指して、治療を続けていきます。

正しい診断を受ける

ほかの原因で起きている症状ではないことを確かめたうえで、パニック症であること、その他、合併する病気の有無を確認していきます。

パニック発作・パニック症について知る

パニック症では「なにが起きているのかわからない」「とんでもないことが起きているに違いない」という不安や思い込みが、症状を強めていきます。ですから、「なにが起きているのか」を患者さん自身が理解することから治療は始まります。

療養期には「休養」も治療の柱になる

病状によっては、治療に専念したほうがよいこともあります(→P45)。療養期には、「活動しなければ」と焦らず、ゆっくり休みます。

体調が戻ってきたら、モードを切り替え、認知行動療法にも取り組んでいきましょう。

- 十分な睡眠をとるようにする
- 日中も、活動する意欲がわかないときは無理せず、休む
- 日常生活で負担になるようなことは、極力、人にまかせる
- 予定を立てたり、約束したりするのは避ける。プレッシャーになるだけでなく、予定通りにいかなかった、約束が守れなかったという場合、さらに気持ちが落ち込んでいくおそれがある

パニック症になりやすい体質自体は変わらない

パニック症には、薬物療法がよく効きます。同時に「危険を察知するセンサーが敏感である」という体質をふまえ、生活習慣を見直すこと、そして、不快な感覚や状況を受け流せるように、対処法を学んでいくことも大切です。

服薬しなくてもパニック発作が起こらなくなり、発作のことを考えずに毎日を過ごせるようになれば、パニック症は「治った」といえます。その状態が生涯にわたって続けば、「完治した」といってもよいでしょう。

しかし、たとえば「二酸化炭素濃度に敏感に反応する」などという、パニック症になりやすい体質自体は変わりません。よい状態が続いていても、再びパニック発作が起こりやすくなることがあります。そのため、パニック症に対しては「完治」ではなく「寛解《かんかい》」という言葉を使うこともあります。

症状に対処する方法を身につけていく

薬物療法で不安を抑えながら、発作への対処法を学び、発作のために制限されている行動の幅を広げていく取り組みを続けていきます。

生活面での取り組み

生活習慣の見直しと改善は、今すぐ自分で始めることができる効果的な対策です（→P48～51、第5章）。行動半径は狭めないよう、できていることは続け、生活への影響を減らすようにすることも大切です。

薬物療法

パニック症の治療には、抗うつ薬や抗不安薬が用いられます。医師の指示どおり薬を飲み、服薬に関して不安や疑問があれば主治医に相談するようにします（P52～57）。

認知行動療法

薬物療法を続けながら、パニック症出現時の対応や、できなくなっていることに少しずつ挑戦していきます（→第4章）。

再発・再燃を防ぐために、生活面での注意、必要最小量の服薬などは続けていくこともある

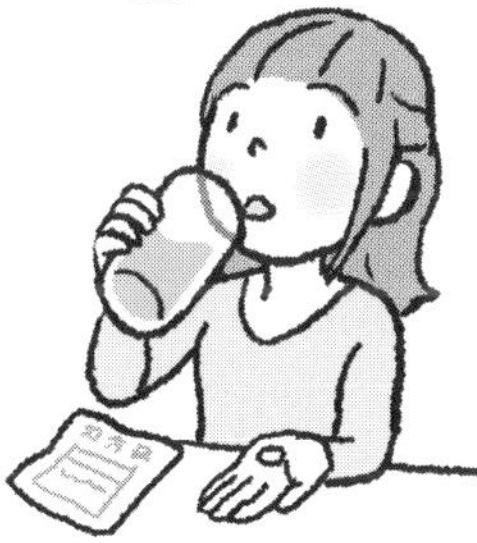

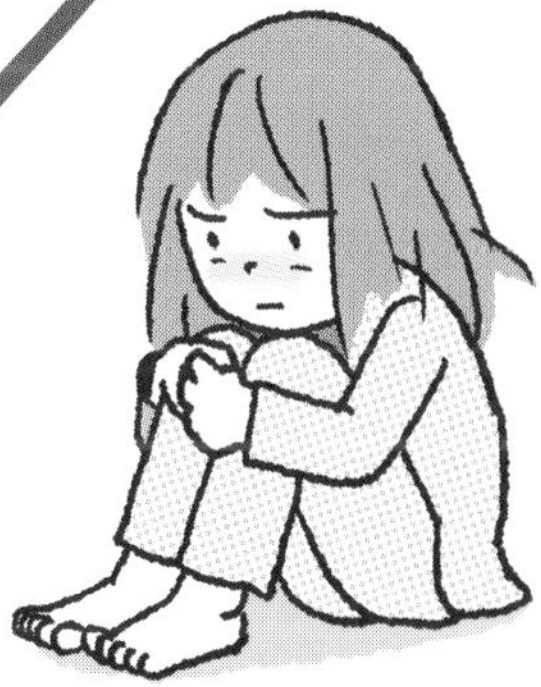

すぐできること①

緊張をやわらげる方法を練習・実践しよう

パニック発作は、自律神経系の働きと深く関連しています（↓P32）。不安や緊張を感じたときは、それが大きくなる前に、心身をリラックスさせるリラクセーション法を試してみましょう。

ふだんから練習、コントロールがきく間に実践

不安や緊張の高まりを放置しておくと、パニック発作へと進んでいくおそれがあります（↓P30〜33）。発作がひどくなる前、まだコントロールがきく間に交感神経の高ぶりを抑え、リラックスした状態へと意図的に近づけることができれば、発作への進展は避けられます。

リラクセーション法には、呼吸法や筋弛緩法があります。ふだんから練習しておき、不安や緊張を感じたときに実践してみましょう。なにをすればよいかわかっていれば、発作のきっかけになるような身体反応が生じたときも、ただオロオロするばかりでなく、落ち着いて対処できるようになるでしょう。

自律神経の働きの調整に役立つこと

パニック発作につながりやすい交感神経の高ぶりは、副交感神経の働きを高めることで抑えられます。副交感神経の働きは、呼吸を落ち着かせるなど、自分で意識的におこなう行動で、高めることが可能です。

筋肉をゆるめる

座ったまま、立ったままなど同じ姿勢が続くときには、こまめに筋弛緩法を試しましょう（→P50）。

呼吸数を減らす

発作が起きそうなときだけでなく、ふだんから呼吸法の練習をしておきましょう（→左ページ）。

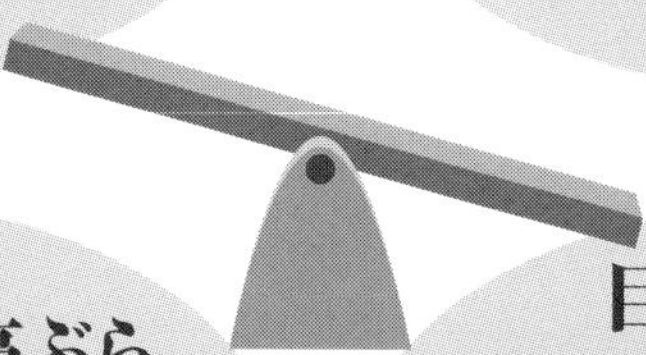

交感神経を高ぶらせる習慣を見直す

睡眠不足や過剰なストレス、カフェインのとりすぎなどは避けるようにしましょう。

目を閉じる

睡眠中は副交感神経の働きが優勢になります。日中も、緊張を感じたときに軽く目をつぶり、ゆっくり呼吸することで落ち着きを取り戻しやすくなります。

呼吸法のレッスン

息を吐くときには、体の力がゆるみ、リラックスした状態になります。この原理を利用して、ゆっくり息を吐き出す練習をしておきましょう。過呼吸になりそうなときにも、日頃からゆっくり呼吸する練習をしておくと、その場で活用しやすくなります。

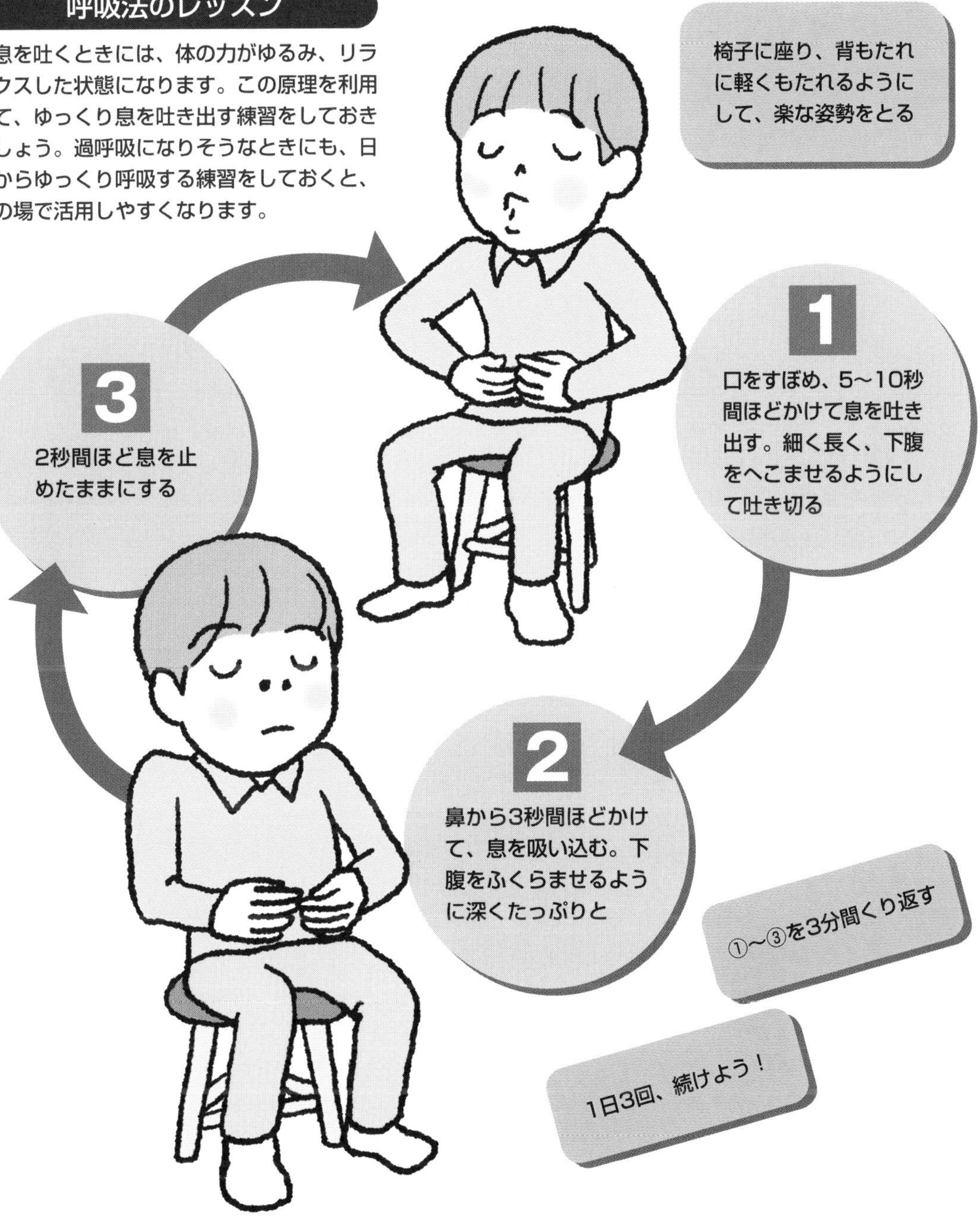
椅子に座り、背もたれに軽くもたれるようにして、楽な姿勢をとる
1
口をすぼめ、5〜10秒間ほどかけて息を吐き出す。細く長く、下腹をへこませるようにして吐き切る
2
鼻から3秒間ほどかけて、息を吸い込む。下腹をふくらませるように深くたっぷりと
3
2秒間ほど息を止めたままにする
①〜③を3分間くり返す
1日3回、続けよう！

筋肉のこわばりを解けばリラックスしやすい

呼吸法とともに、毎日、実践したいのが筋弛緩法（等尺性《とうしゃくせい》リラクセーション）です。筋肉のこわばりをとることで、心身ともにリラックスした状態がもたらされます。

1日数回、やってみよう

意図的に筋肉に力を入れたり、抜いたりするのをくり返すことで、緊張がゆるんでいきます。ここに示す動きのどれでもかまいません。自分が心地よく感じられる動きを、試してみましょう。

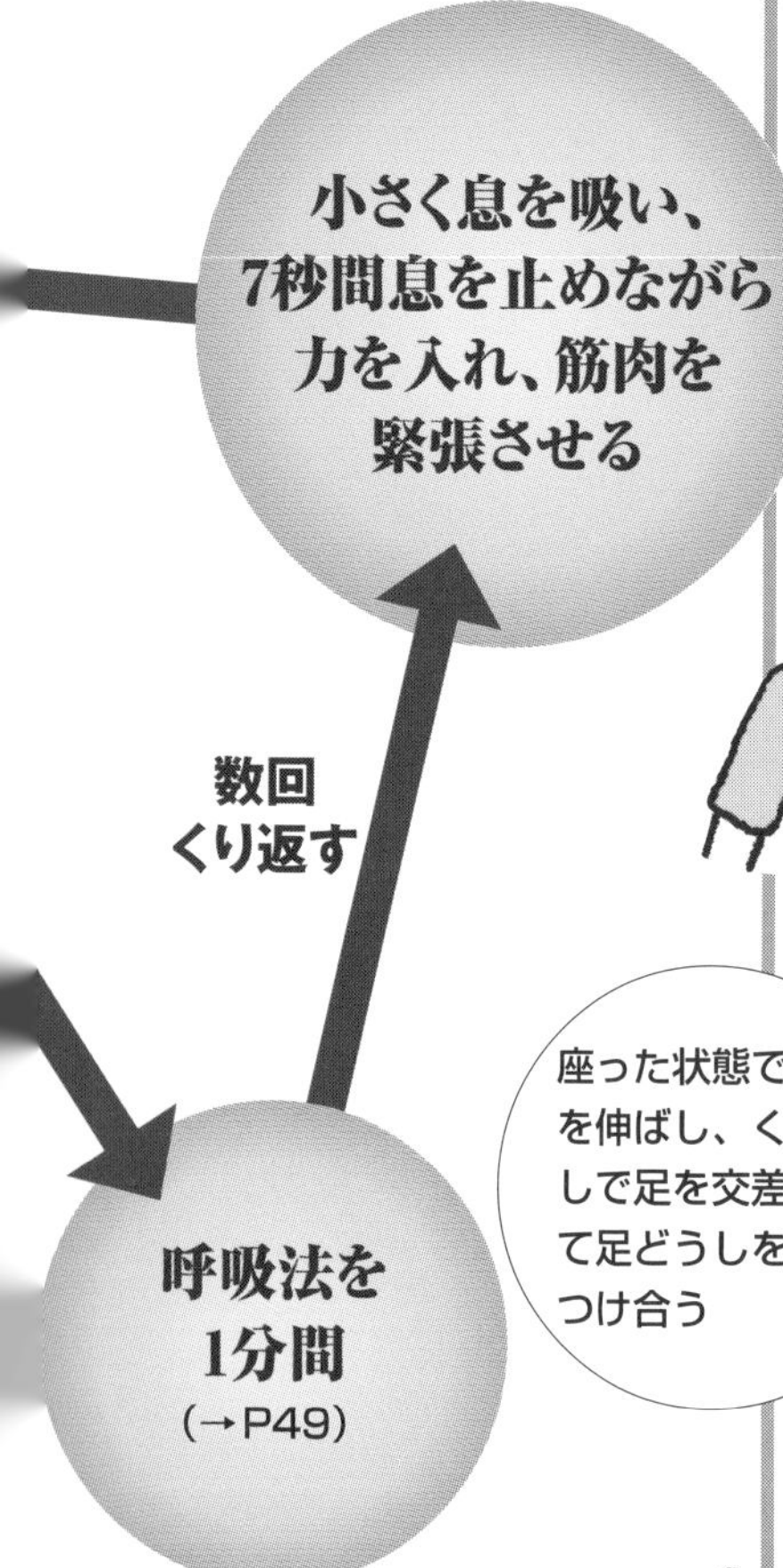
呼吸法を
1分間
(→P49)
小さく息を吸い、
7秒間息を止めながら
力を入れ、筋肉を
緊張させる
数回
くり返す

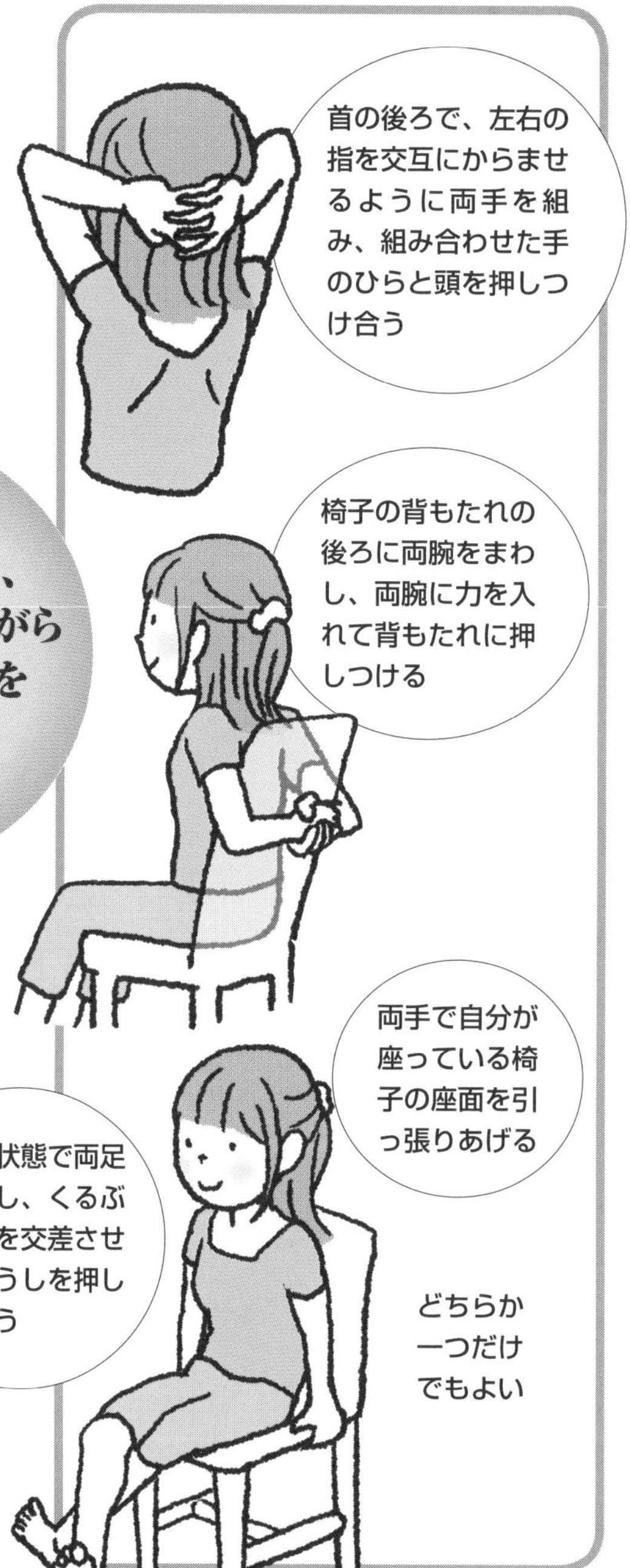
首の後ろで、左右の指を交互にからませるように両手を組み、組み合わせた手のひらと頭を押しつけ合う
椅子の背もたれの後ろに両腕をまわし、両腕に力を入れて背もたれに押しつける
両手で自分が座っている椅子の座面を引っ張りあげる
座った状態で両足を伸ばし、くるぶしで足を交差させて足どうしを押しつけ合う
どちらか一つだけでもよい

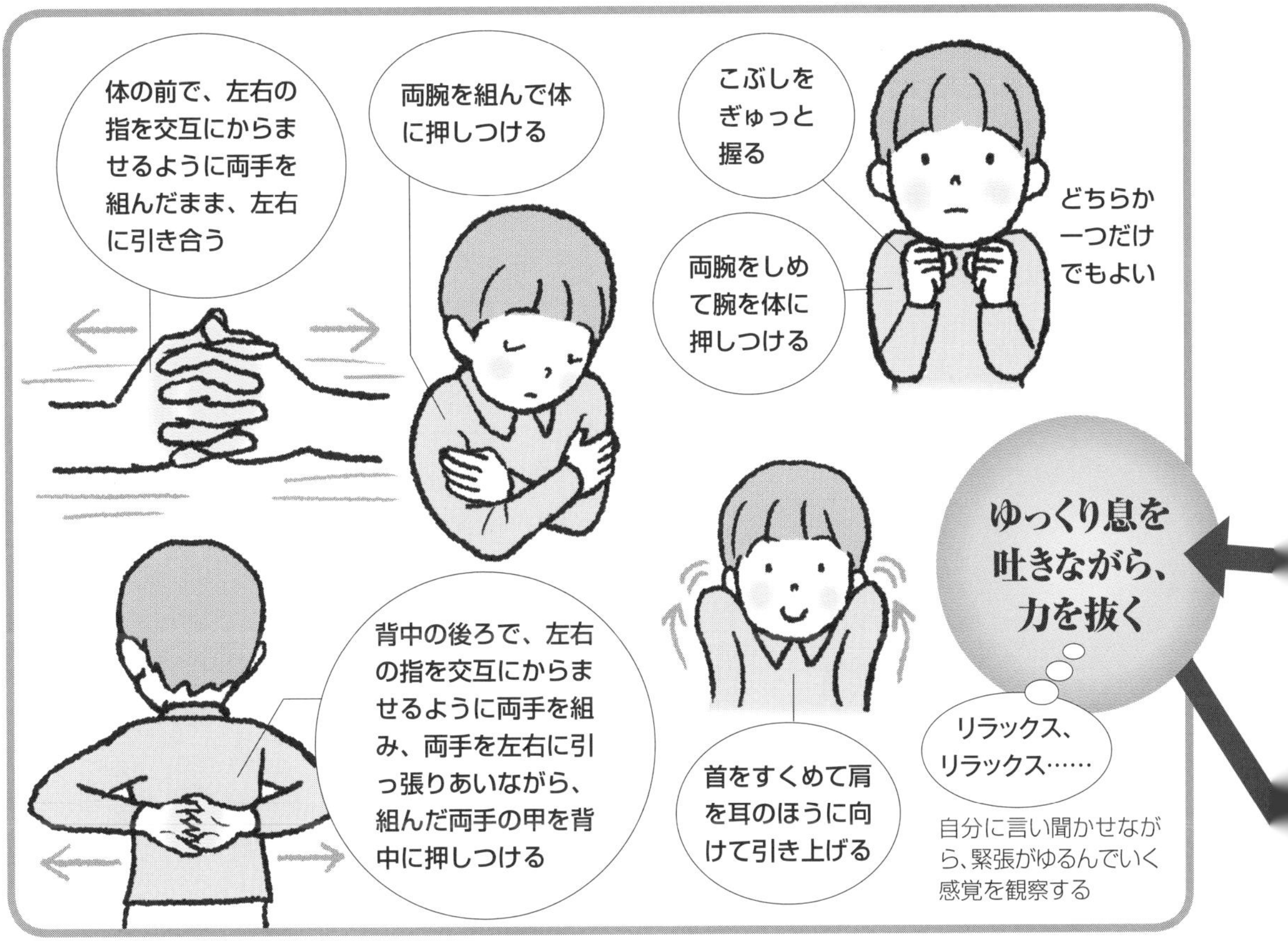
体の前で、左右の指を交互にからませるように両手を組んだまま、左右に引き合う
両腕を組んで体に押しつける
こぶしをぎゅっと握る
両腕をしめて腕を体に押しつける
どちらか一つだけでもよい
背中の後ろで、左右の指を交互にからませるように両手を組み、両手を左右に引っ張りあいながら、組んだ両手の甲を背中に押しつける
首をすくめて肩を耳のほうに向けて引き上げる
ゆっくり息を吐きながら、力を抜く
リラックス、リラックス……
自分に言い聞かせながら、緊張がゆるんでいく感覚を観察する

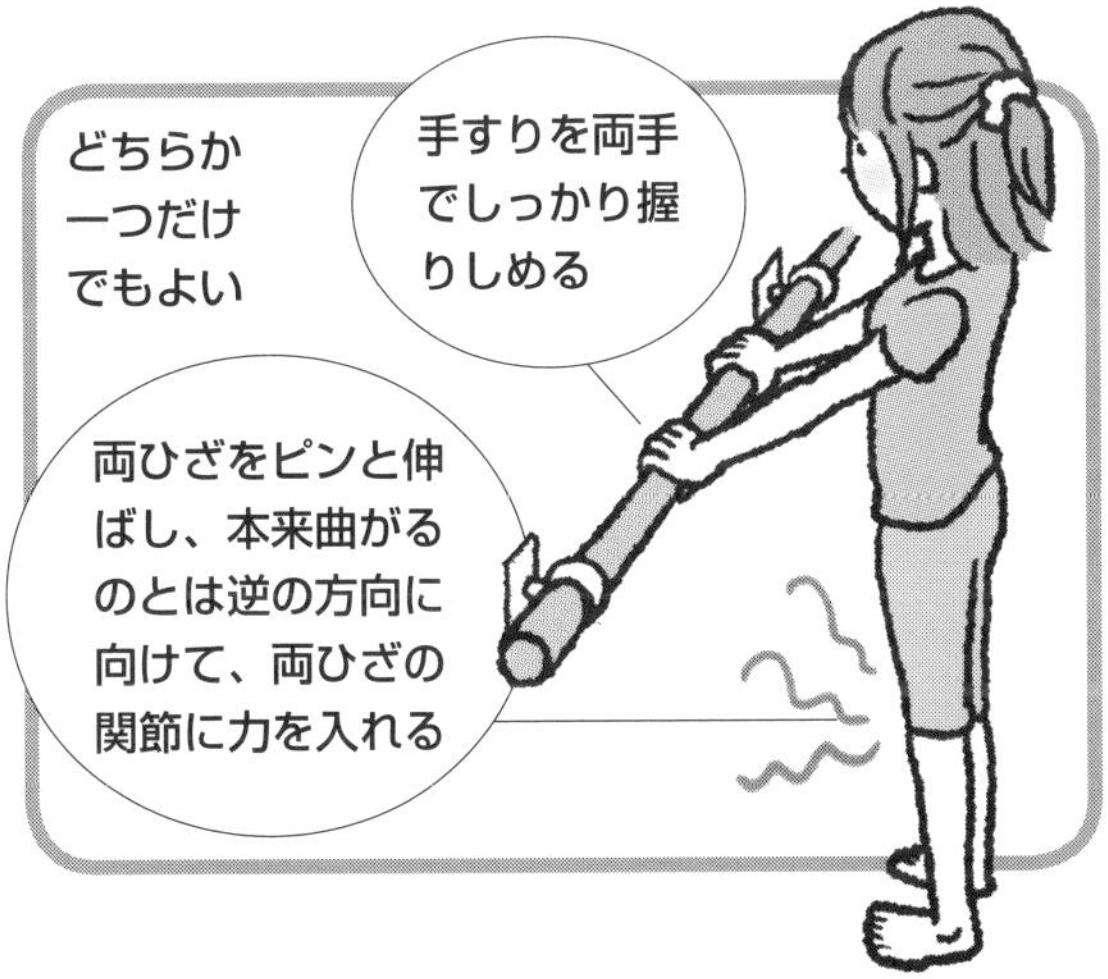
どちらか一つだけでもよい
手すりを両手でしっかり握りしめる
両ひざをピンと伸ばし、本来曲がるのとは逆の方向に向けて、両ひざの関節に力を入れる

こまめにおこない緊張を解きほぐす

筋弛緩法は、交感神経の高ぶりを抑えるリラクセーション法の一つです。筋肉を動かして伸ばしたり縮めたりするのではなく、筋肉に力を入れたり抜いたりすることで、筋肉の緊張を解きほぐしていく方法です。

同じ姿勢のままでできるので、デスクワーク中などでも取り組めます。こまめにおこなうようにしましょう。

薬を上手に使う①

服薬を続けて脳の働きを整えていく

パニック症の治療に用いられる薬には、脳内の神経伝達にかかわる物質の量を増やしたり、働きを強めたりする作用があります。服薬を続けることで、脳の働きが整いやすくなります。

薬で「神経伝達物質」を調整する

脳の働きは、脳に存在する膨大な数の神経細胞のネットワークによって生み出されます。それぞれの神経細胞は、神経伝達物質を受け取ることで活性化し、情報を伝えていきます。

神経伝達物質にはさまざまなものがあり、それぞれが異なる役割を担っています。

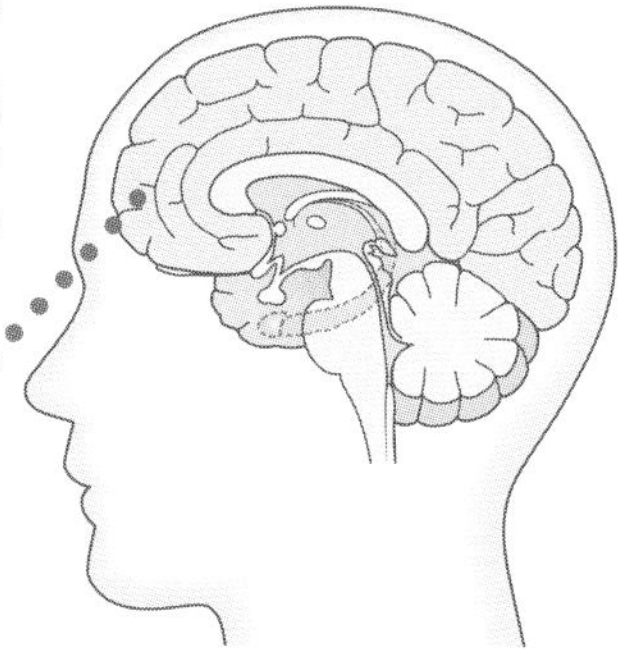

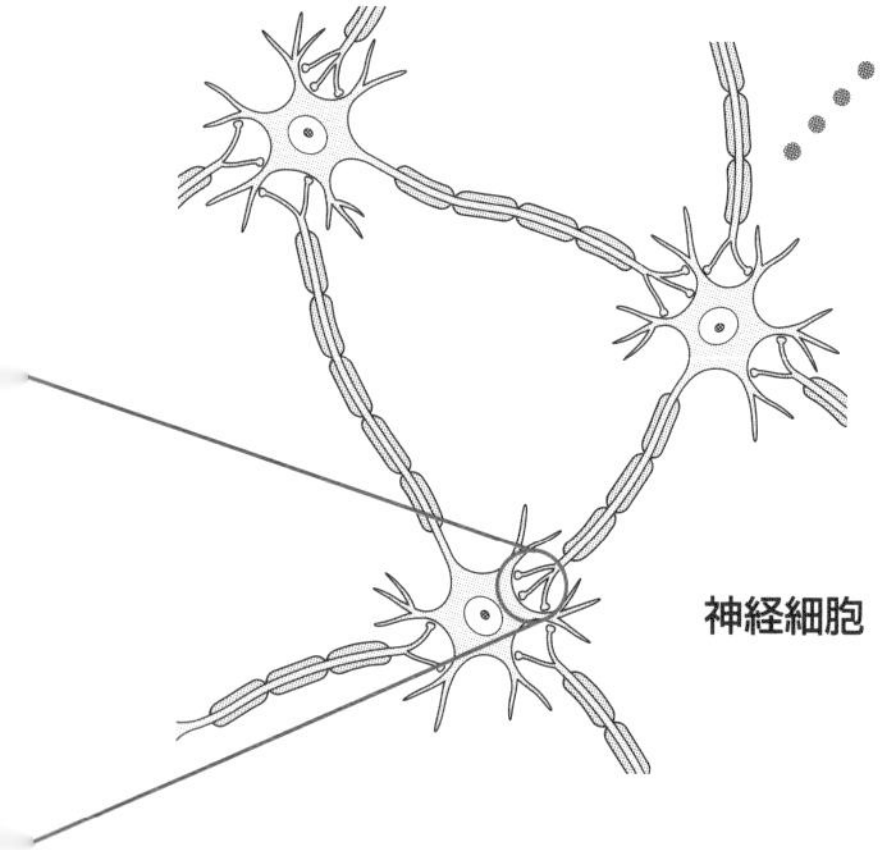

▼神経伝達物質を介した情報伝達のしくみ

ある神経細胞から神経伝達物質が放出される

↓

別の神経細胞がそれを受け取り、また別の神経細胞に神経伝達物質を渡す

↓

受け取られなかった神経伝達物質は、元の神経細胞の「再取り込み口」から取り込まれる

パニック発作の抑制、うつ状態の改善に有効

パニック症でみられる強い不安や、パニック症に伴いやすいうつ症状などは、脳の働きの問題で生じます。そこで必要となるのが、薬物療法で脳の働きを調整していくことです。

パニック症の治療に使われるのは、「抗うつ薬」や「抗不安薬」といわれるタイプの薬です。これらの薬には、セロトニンやノルアドレナリン、GABA《ギャバ》など、パニック症と関連の深い神経伝達物質の量や、効き方を整える働きがあります。服薬を続けることでパニック発作が起こりにくくなる、うつ症状が改善するなどの効果が期待できます。

「抗うつ薬」で調整可能

　抗うつ薬と呼ばれる薬は、主にセロトニンやノルアドレナリンの量を調整する作用があります。「抗うつ」とありますが、うつ症状だけでなく、不安の軽減、パニック発作の抑制にも効果を発揮します。

　さまざまな種類がありますが、パニック症には主にSSRIと呼ばれるタイプのものが使われます（→P55）。

メリット

●広場恐怖やうつ病に効果的

●長期間使用しても依存性がない

デメリット

●効果が現れるまでに時間がかかる

●服用開始時にむかつき、倦怠感《けんたいかん》などが出ることも

セロトニン

気分、感情、認知など、精神活動との関連が深い神経伝達物質。セロトニンの不足は、うつ状態をまねきやすくなるとされる

ノルアドレナリン

ストレスに反応して分泌が増え、心身の覚醒にかかわる神経伝達物質。過剰になると不安や恐怖などの症状に結びつくが、不足するとやる気の低下につながりやすい

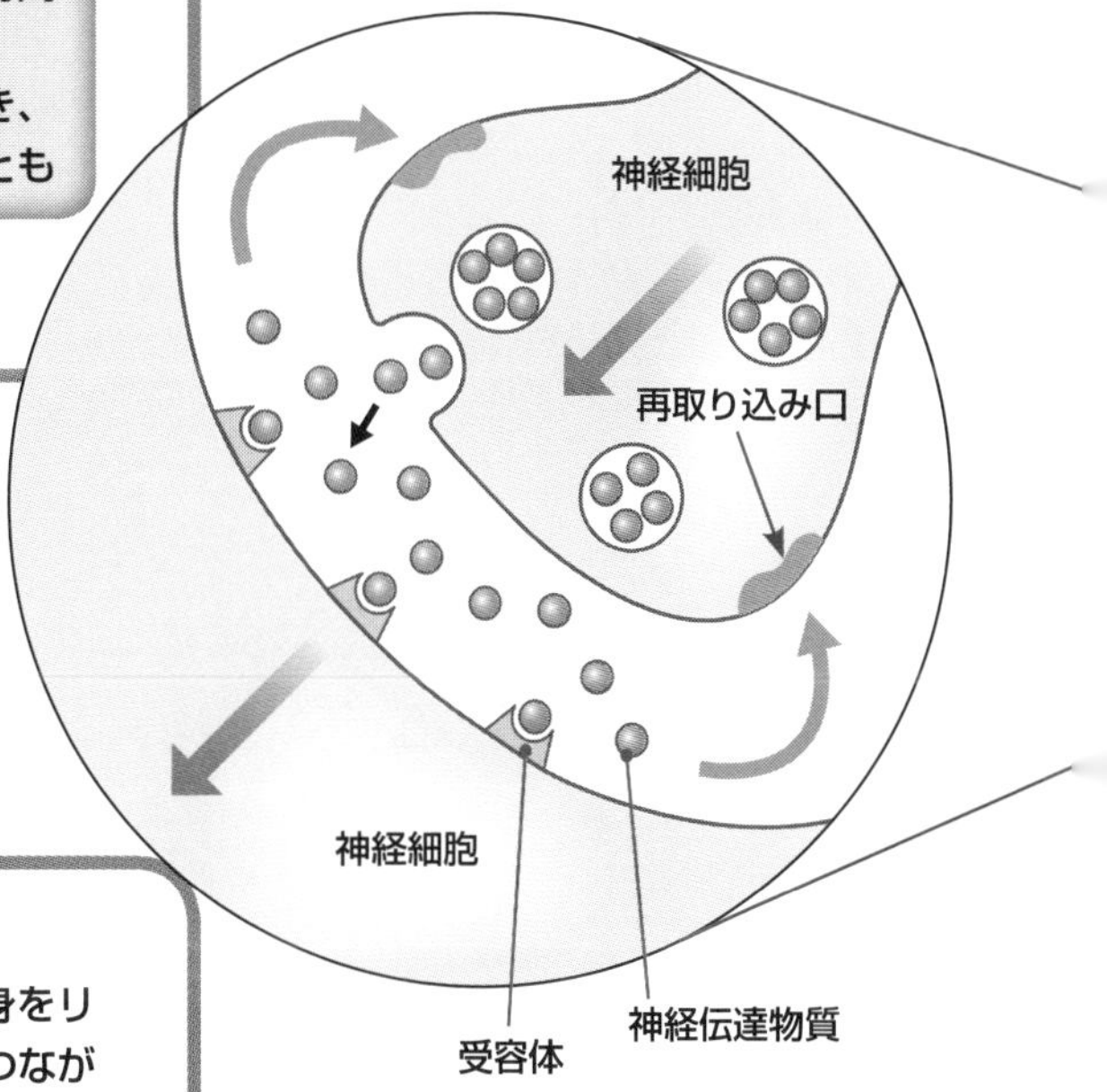

「抗不安薬」はGABAを活性化

　抗不安薬は、不安や緊張などの症状を緩和し、心身をリラックスさせる働きがあります。GABAの活性化につながる、ベンゾジアゼピン系というタイプの薬が使われます。

メリット

●パニック発作を抑制する効果が高い

●効果が早く現れる

デメリット

●広場恐怖やうつ病にはあまり効かない

●依存性があり、急に服薬をやめると離脱症状が出ることがある

GABA

神経細胞の興奮を鎮め、不安を軽くする働きがある

薬を上手に使う②

メインは抗うつ薬。抗不安薬の併用も

パニック症の治療に用いられる治療薬の中心は「抗うつ薬」です。うつ病が併存している場合だけでなく、パニック症のみの場合でも同じです。

薬物療法の進め方

パニック症は強い不安を特徴としますが、薬物療法において「抗不安薬」の役割は補助的なもの。様子をみながら、抗うつ薬のみの服用に切り替えていきます。

▼抗うつ薬の作用の現れ方

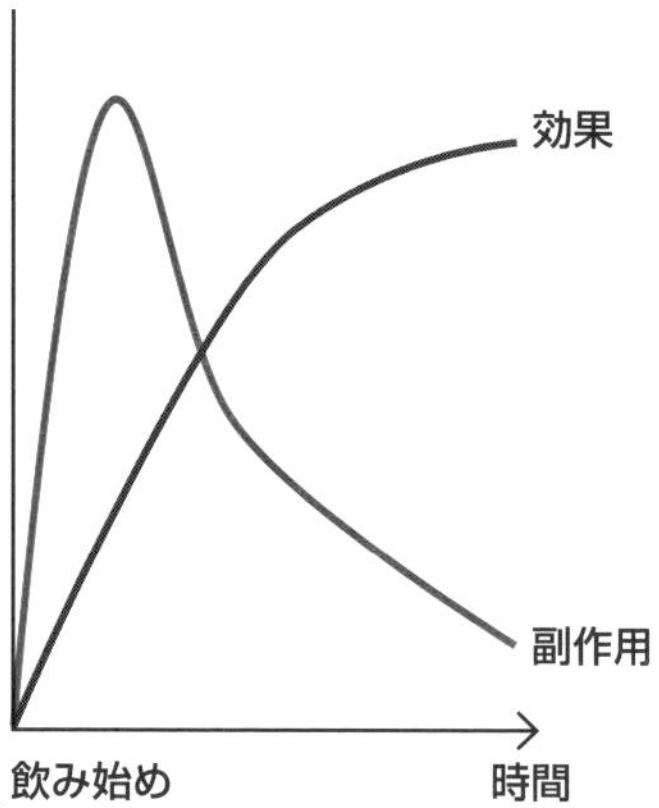

抗うつ薬と抗不安薬を併用

抗うつ薬の服用開始後、効果が十分に得られるようになるまでには2～4週間程度かかります。その間、効果がすぐに現れやすい抗不安薬を併用するのが一般的です。

飲み始めてからしばらくは効果が実感しにくく、かえって調子が悪くなったと感じることもあるかもしれませんが、自己判断で中止せず、心配なこと、つらい副作用は主治医に相談してください。

副作用

- 吐き気や倦怠感、めまいなどの症状は、飲み続けるうちに1週間程度で軽くなっていく
- 焦燥感が強くなり、「死にたい」という気持ちが出てきたら、すぐに主治医に相談

抗うつ薬のみ

抗不安薬の長期服用にはさまざまな問題があるため、抗うつ薬の効果が得られるようになったら抗不安薬はやめ、抗うつ薬のみの服用に切り替えていきます。

徐々に減量・可能なら断薬

発作が起こらなくなると、薬を飲んだり飲まなくなったり、完全にやめてしまったりする患者さんが多いのですが、急に減薬・休薬すると、めまい、吐き気、不眠など、さまざまな離脱症状が出ることがあります。医師と相談しながら減らしていくようにしましょう。

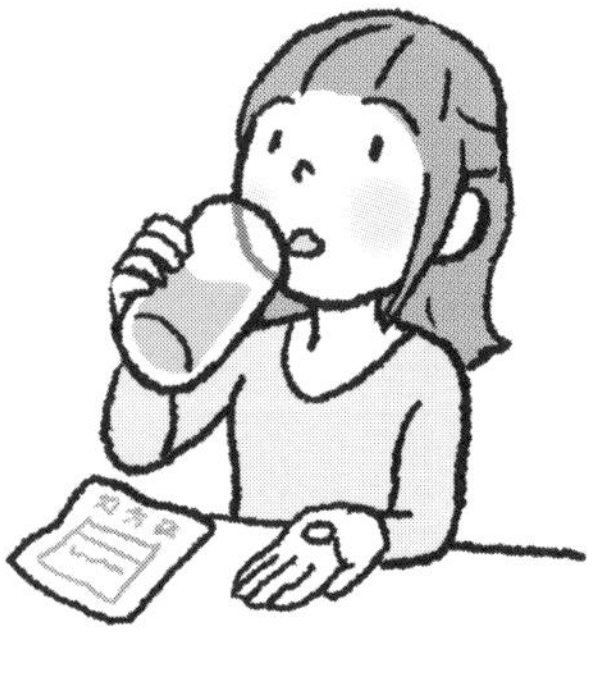

パニック症の治療で使われる主な抗うつ薬

現在、パニック症の保険適応が認められている抗うつ薬は、パロキセンとセルトラリンの2種類です。パニック症のみであれば、どちらか一つを使って様子をみます。パニック症だけでなく、社交不安症やうつ病なども併存している場合には、ほかの種類の抗うつ薬が使われることもあります。

薬の表記は、一般名(商品名)

SSRI※

(Selective Serotonin Reuptake Inhibitor：選択的セロトニン再取り込み阻害薬)

主にセロトニンを増やすタイプの抗うつ薬で、パニック症にはパロキセチン（パキシル®)、セルトラリン（ジェイゾロフト®）が使われます。

社交不安症やうつ状態、うつ病を伴う場合には、フルボキサミン（デプロメール®、ルボックス®)、エスシタロプラム（レクサプロ®）の使用も可能です。

SNRI※

(Serotonin Noradrenaline Reuptake Inhibitor：セロトニン・ノルアドレナリン再取り込み阻害薬)

セロトニンだけでなく、ノルアドレナリンの作用も強める働きがあります。うつ状態、うつ病を伴う場合、デュロキセチン(サインバルタ®)などが使用されることがあります。

※SSRI、SNRIの分け方について、医学的な定義は定まっておらず、SSRIとされる薬のなかにはノルアドレナリンの作用を強めるものもある

三環系抗うつ薬

セロトニン、ノルアドレナリンのほか、ドーパミンなどを増やす作用もあります。うつ状態、うつ病がみられる場合に使用されることがあります。

注意

抗うつ薬のなかには、トラゾドン（デジレル®、レスリン®）など、むしろパニック発作を誘発するおそれがある薬もある。パニック症に詳しい医師の処方を受けることが大切

長期間、服用を続けることもある

パニック症の薬物療法は抗うつ薬の服用が基本です。抗不安薬が使用される場合もありますが、長く飲んでいると依存などの問題も出やすいため、抗うつ薬の効果が現れるまでの数週間に限るのが一般的です。

抗うつ薬は、長期に服用しても比較的安全とされます。ただし、副作用がまったくないわけでもないため、ごく少量から始め、副作用の現れ方をみながら、十分に効果を得られる有効量まで少しずつ服用量を増やしていくのが一般的です。

病状が落ち着いても、すぐに薬の量を減らしたり、服用をやめたりするとまた症状が強まる(「再燃」という）こともあります。減量・休薬で再燃する場合には、よい状態を維持するために、少量の服薬を年単位で続けるというのも選択肢の一つです。

薬を上手に使う③

「薬に頼りたくない」人ほど依存が生じやすい

症状が気になるときだけ飲む服薬のしかたを「頓服」といいます。発作の頻度が少ない場合などは、頓服薬として抗不安薬が処方されることがありますが、使い方には注意が必要です。

「頓服」で起こりやすいこと

頓服薬を処方されているけれど、「できるだけ服薬はしたくない」とギリギリまでがまんして、発作がひどくなってからあわてて服薬するということをくり返していませんか？そうした飲み方は、「薬がないと不安でたまらない」という依存を形成しやすくなります。

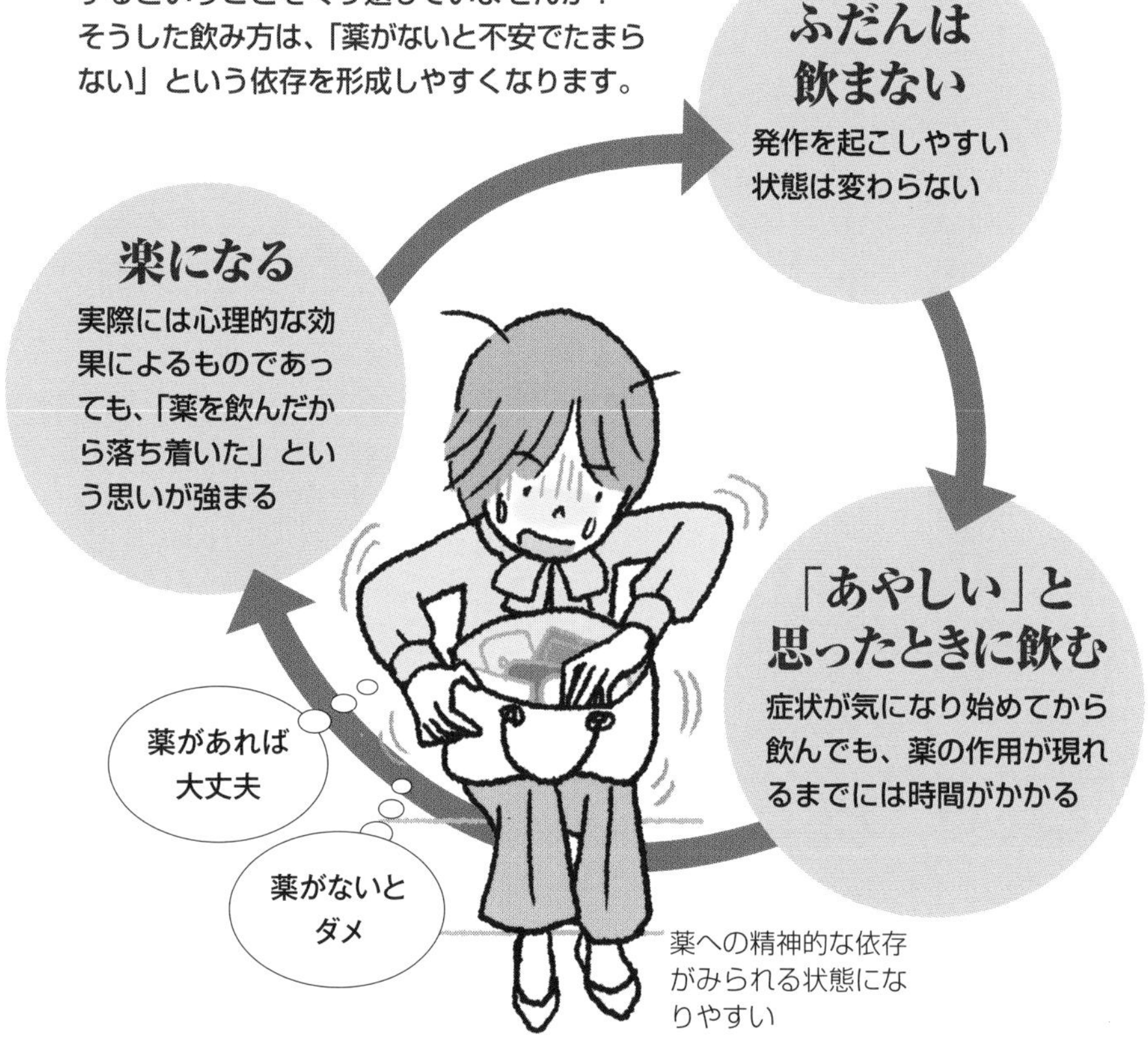

ふだんは飲まない
発作を起こしやすい状態は変わらない
「あやしい」と思ったときに飲む
症状が気になり始めてから飲んでも、薬の作用が現れるまでには時間がかかる
楽になる
実際には心理的な効果によるものであっても、「薬を飲んだから落ち着いた」という思いが強まる
薬があれば大丈夫
薬がないとダメ

薬への精神的な依存がみられる状態になりやすい

楽になるのは薬の作用ではない!?

症状への注意が減れば大きな発作にはつながりにくくなります。「服薬したおかげ」ではなく、かばんを開いたり、薬や水筒を取り出したりといった行動で注意が分散し、症状の軽減につながっていると考えられます。

依存を生じさせないために

ベンゾジアゼピン系抗不安薬は、長く使っていると依存や耐性が生じやすくなります。薬がないと不安が高まったり、量を増やさないと同じ効果を得にくくなったり、急にやめると吐き気、耳鳴り、けいれんなどが生じやすくなったりするのです。

頓服使用でも、度重なれば依存・耐性が生じるおそれがあります。

効き目が長い薬のほうが依存は生じにくい

依存の生じやすさは、薬のタイプや使い方によって違います。頓服の場合、発作のたびに、効き目が早く現れ早く消える短時間型の薬を使うより、外出前などに、効き目が長く続くタイプの薬をあらかじめ飲むようにするほうが、依存は生じにくいといえます。

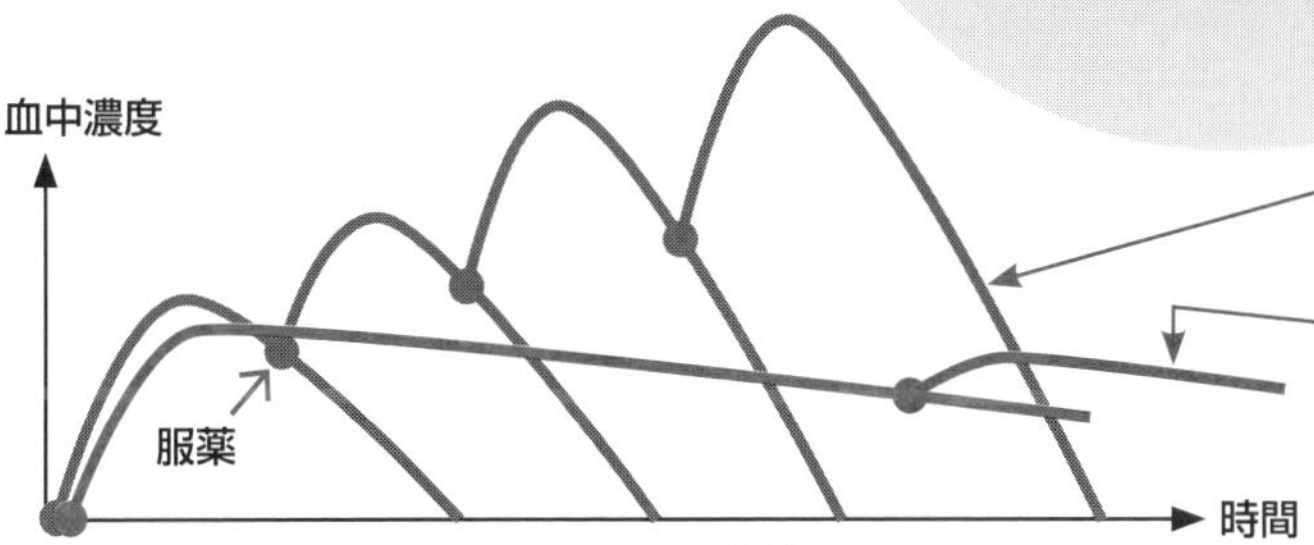

短時間型～中時間型

血液中から薬の成分が早く抜けるタイプ。エチゾラム（デパス®）、ロラゼパム（ワイパックス®）、アルプラゾラム（ソラナックス®）など

長時間型～超長時間型

血液中に薬の成分が長くとどまり、長時間にわたって効果を発揮するタイプ。ロフラゼプ酸エチル（メイラックス®）など

抗うつ薬とともに定期服用する

本来、抗不安薬は抗うつ薬が効果を発揮するまでのつなぎとして、期間を区切って使用するものです（→P54）。定期的に飲む場合も、効き目が長いタイプのものを使います。

頓服薬は「事前内服」が基本

頓服薬は、外出時など発作が起こったら困るというときに事前に飲むかたちで使用する分には、大きな問題は生じにくいでしょう。それで発作を起こさずにすめば、自信にもつながります。

避けたいのは、「発作がひどくなってから服薬して症状を抑える」ということのくり返しです。効き目が早い薬でも、飲んだとたんに発作が止まるわけではありません。異変を感じてから一〇分程度でピークに達し、三〇分もすればおさまるのがパニック発作です。実際には服用していなくても結果は変わらないのに、「薬が必要」という思いが強まり、依存が生じるおそれがあります。

「薬には頼りたくない」という気持ちが強い人ほど、こうした事態に陥りがちです。「薬がないと不安」という人は、正しい診断を受けたうえで、抗うつ薬を中心とした薬物療法に切り替えていくとよいでしょう。

子どもがほしい人へ

「治ってから」でなくても妊娠・出産は可能

「子どもはほしいけれど、パニック症が治らない間は無理」と考えている人もいるでしょう。しかし、パニック症の治療を続けながら、妊娠・出産を経験する人も多くいます。

産前・産後の治療の進め方

治療薬がおなかの赤ちゃんに悪影響を及ぼすおそれは小さく、妊娠や出産がパニック症の病状を悪化させることは少ないと考えられます。

妊娠のごく早期は薬の影響は考えなくてOK

妊娠4週目未満は「全か無か」の法則が働くとされており、薬が胎児に影響を及ぼす場合は流産につながります。妊娠が継続しているのなら、その時点では薬剤の影響は受けていないと判断されます。

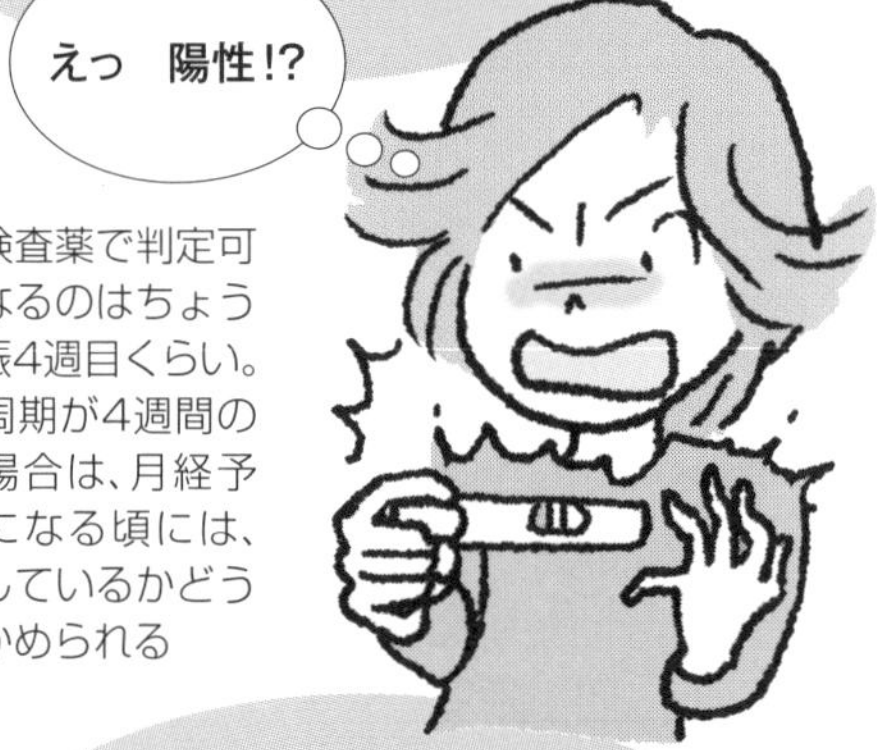

妊娠検査薬で判定可能になるのはちょうど妊娠4週目くらい。月経周期が4週間の人の場合は、月経予定日になる頃には、妊娠しているかどうか確かめられる

服薬の休止を検討

妊娠しているとわかると、自己判断で服薬をやめる人も。病状によっては、そのまま休薬して様子をみてもよいでしょう。

病状しだいで服薬継続

うつ症状がある、不安が強いなどという人の場合、服薬をやめて病状が悪化することのほうが、薬を継続するより問題が大きいと考えられます。

出産

出産後の授乳については、服薬中は人工乳に替えるのが安全とされます。一方で、母乳には免疫などの面からも利点もあるとされています。迷う点があれば、主治医に相談してみましょう。

服薬中の薬について不安なとき

心配なことがあれば、まずは主治医に説明を求めましょう。また、厚生労働省事業として、国立成育医療研究センター内に設置されている「妊娠と薬情報センター※」では、妊娠・授乳中の薬物治療に関する相談業務をおこなっています。こうした機関を利用する方法もあります。

※ https://www.ncchd.go.jp/kusuri/

服薬だけを理由に先延ばしする必要はない

パニック症が起こりやすい年代は、女性の場合、妊娠・出産を考える年代と重なります。実際、薬物療法を続けている間に妊娠が判明するということもよくあります。薬の影響を心配する患者さんが多いのですが、パニック症の治療に用いられる薬は比較的安全なものが多く、胎児への影響はあまり心配しなくてよいとされます。

そもそも薬の影響がなくても、一〇〇人に二～三人の赤ちゃんに、なんらかの先天的な異常がみられます。そしてその確率は、母体の年齢が高くなるにつれて高まることも知られています。妊娠・出産は断薬後に、と考える人も少なくありませんが、服薬だけを理由に先延ばしするのは合理的な選択とはいえないでしょう。

なお、男性の場合、抗うつ薬の服用で性機能障害が生じることがあります。薬を変更するなどの対応が可能なので、困っているなら主治医に相談してみましょう。

妊娠中、パニック発作は起こりにくい

妊娠中に分泌が増えるプロゲステロンには抗不安作用があり、病状は安定しやすいとされます。

また、妊娠中、初期にはつわり、後期には胎動など、さまざまな身体症状が増えますが、「妊娠のため」と理由がはっきりしているので、不安がむやみに募ることは少なくなります。

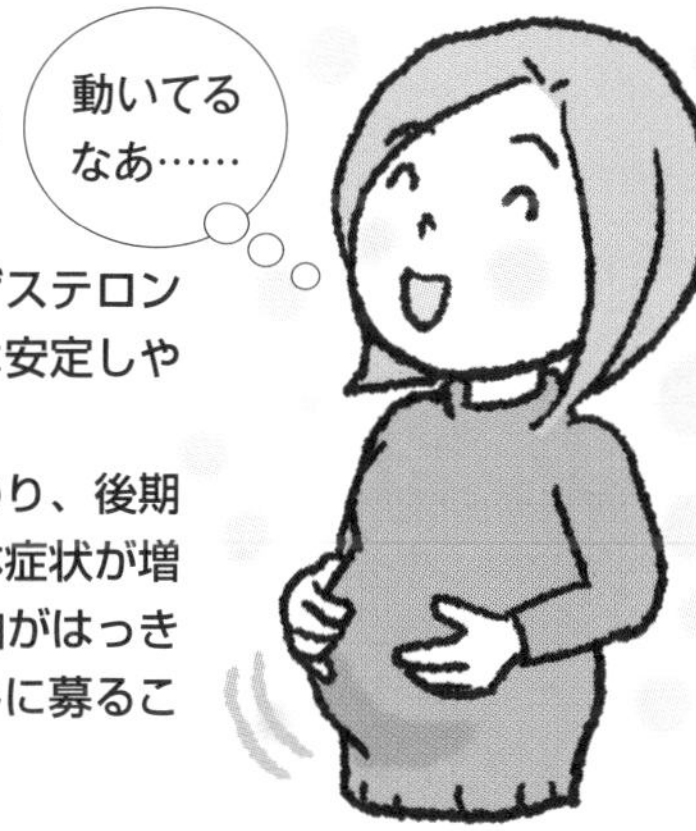

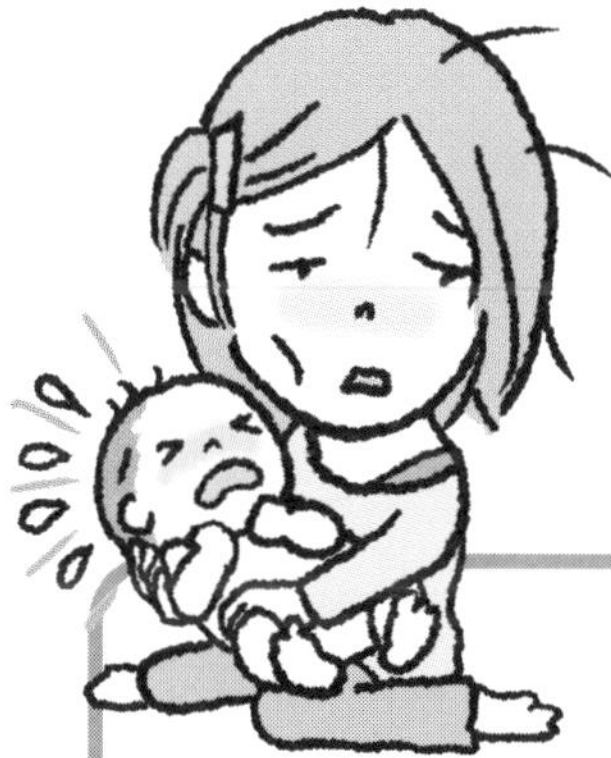

「産後うつ」には注意が必要

出産後、10～20人に1人は「うつ」になるとされます。ゆううつ感のほか、不安やイライラ、不眠、さらに「子どもを愛せない。母親失格」などといった自責感が強まるようなら要注意。治療の再開を考えます。

薬物療法の見直し

患者さんの状態によって、休薬していた場合にはそのまま断薬するか、再開するか検討されます。再開した人、継続的に服用していた人は、育児に慣れ、自分の状態も安定してきたら、徐々に断薬を進めます。

COLUMN

「退職」を決める前にしておきたいこと

「迷惑だから辞める」という考えは「うつ」の現れかも

　パニック症の発症後、それまでと同じようには仕事ができなくなることもあります。とくにうつ状態がみられる場合、心身ともにゆっくり休んで回復をはかることが必要です。

　だからといって「退職するしかない」などと、急いで判断するのはすすめられません。「ほかの人に迷惑だから、私は辞めなければ」という考えは、うつ症状の現れかもしれません。病状が改善すれば、また活躍できる日も来ます。主治医や産業医、職場の人とよく相談しながら、対応を考えていくようにしましょう。

まずは休職を検討

　働き方、勤め先にもよりますが、休職制度などを用意している職場も多くあります。就業先に、どのような制度や支援のしくみがあるか確認し、その利用を検討してみましょう。

- ●休職などについて定めた就業規則等の内容は？（休職期間の上限／具体的な手続き方法など）
- ●復職時の手続きや支援制度はあるか？（試し出勤制度／出勤時間・日数の段階的な調整等の配慮の有無など）
- ●休職中の生活保障制度（傷病手当金の受給のしかたなど）

休職中のNG行動

　休職中、上司などと連絡を絶やさないことは、職場とのつながりを失わないために大切ですが、負担感が強まったり、気持ちが落ち着かなくなったりするおそれもあります。とくに休職初期は職場との距離を置き、ゆっくり心身を休めるようにします。

- ●「せっかくの休みだから」と、仕事や、仕事にかかわる勉強をする
- ●必要な面談や手続き以外の用事で会社に立ち寄る
- ●あらかじめ決められた頻度や方法を超えて、会社の上司や同僚と連絡を取り、仕事の状況などを尋ねる

第4章

「考え」と「行動」を見直そう

心臓がドキドキする、吐き気がする、息苦しいなどといった症状をどのようにとらえ（認知）、どのようにふるまうか（行動）で、パニック発作の症状の強さは大きく変わってきます。薬物療法とともに、認知行動療法にも取り組むことで、症状への対処法を身に着けていきましょう。

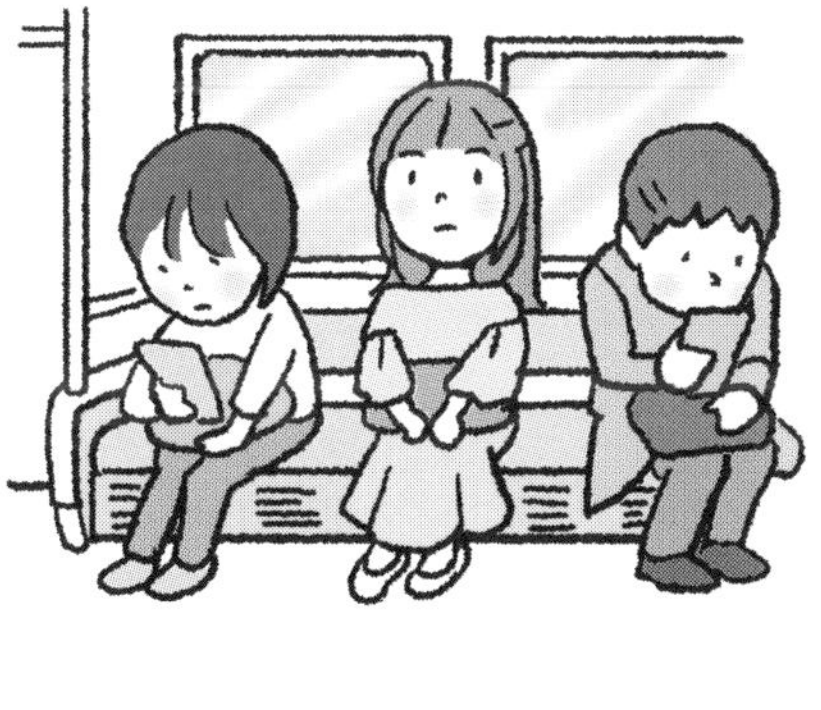

ケース④

パニック症向けの「認知行動療法」に取り組むことに

専門医のもとで治療中のAさん。服薬を続けながら「認知行動療法」にも挑戦することに。どんな治療法なのでしょう?

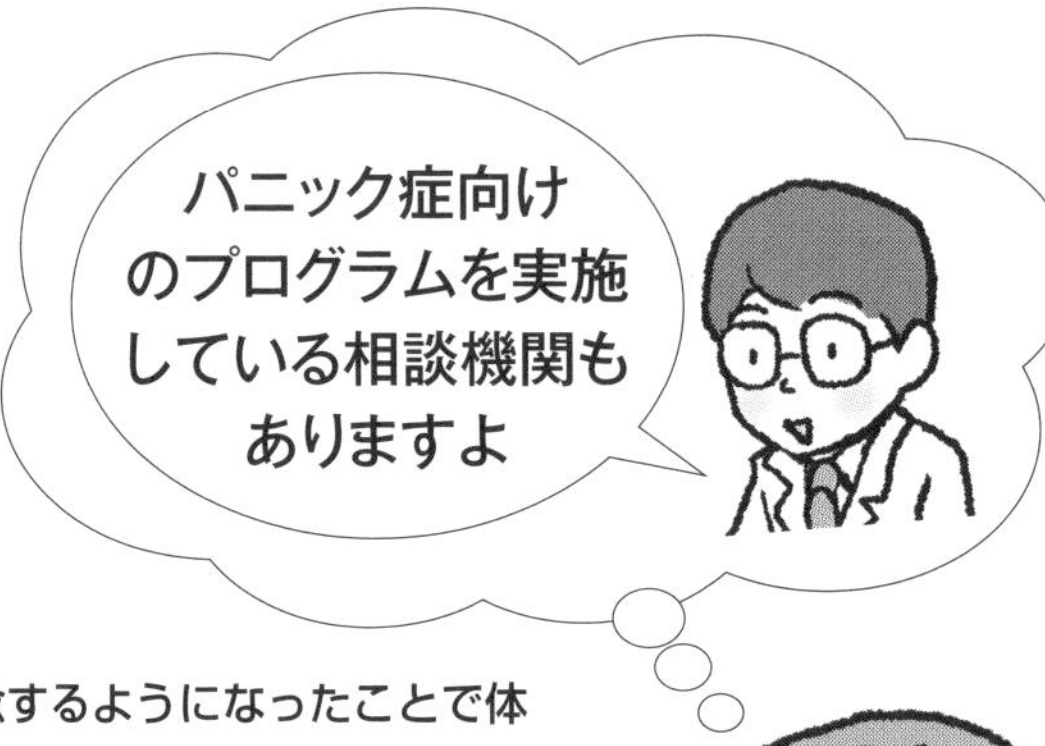
パニック症向けのプログラムを実施している相談機関もありますよ

1

休職し、療養に専念するようになったことで体調は改善してきた Aさんですが、発作への不安は消えず、家にこもりがちの生活が続いています。「このままの状態はいやだ」と感じているAさんは、主治医に聞いた「認知行動療法」を始めたいと思うようになりました。

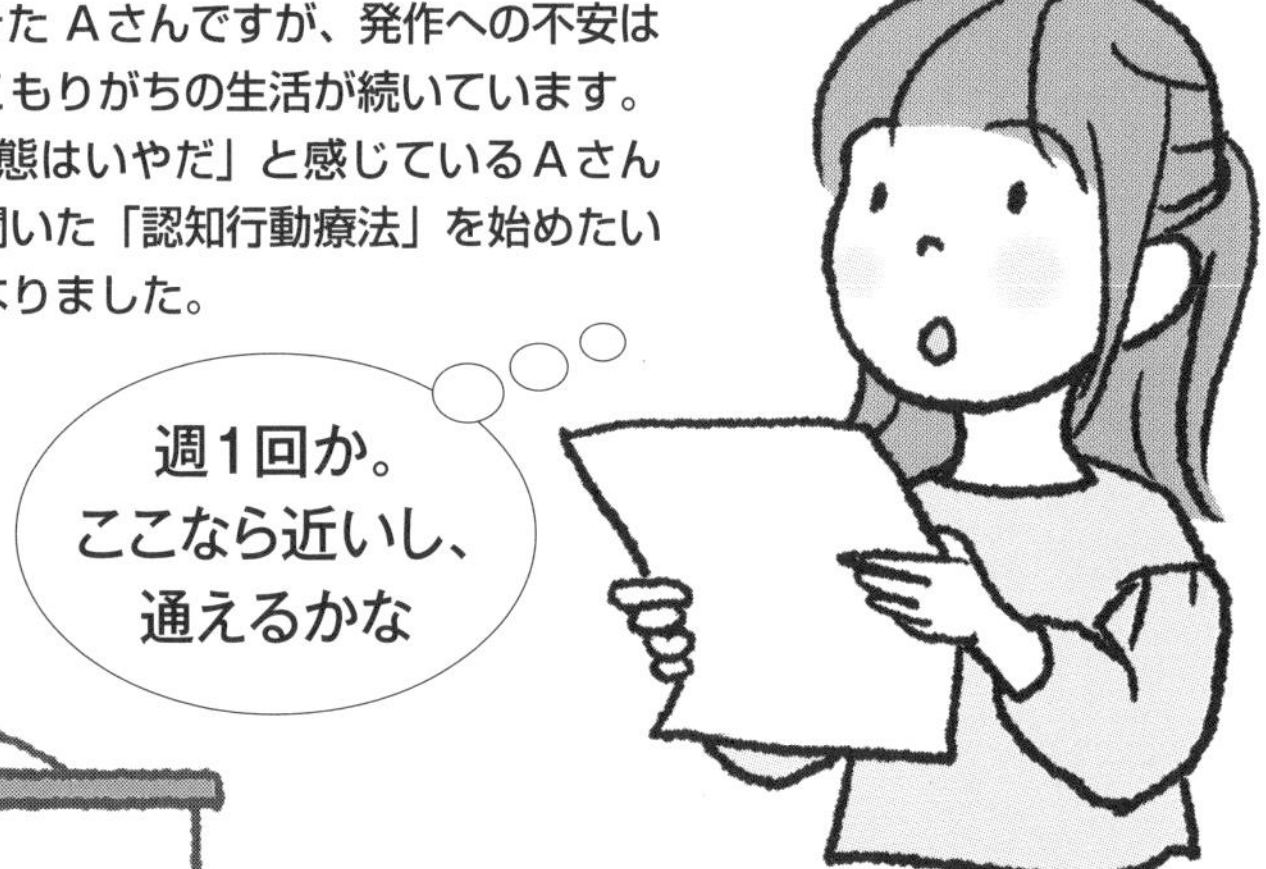
週1回か。ここなら近いし、通えるかな

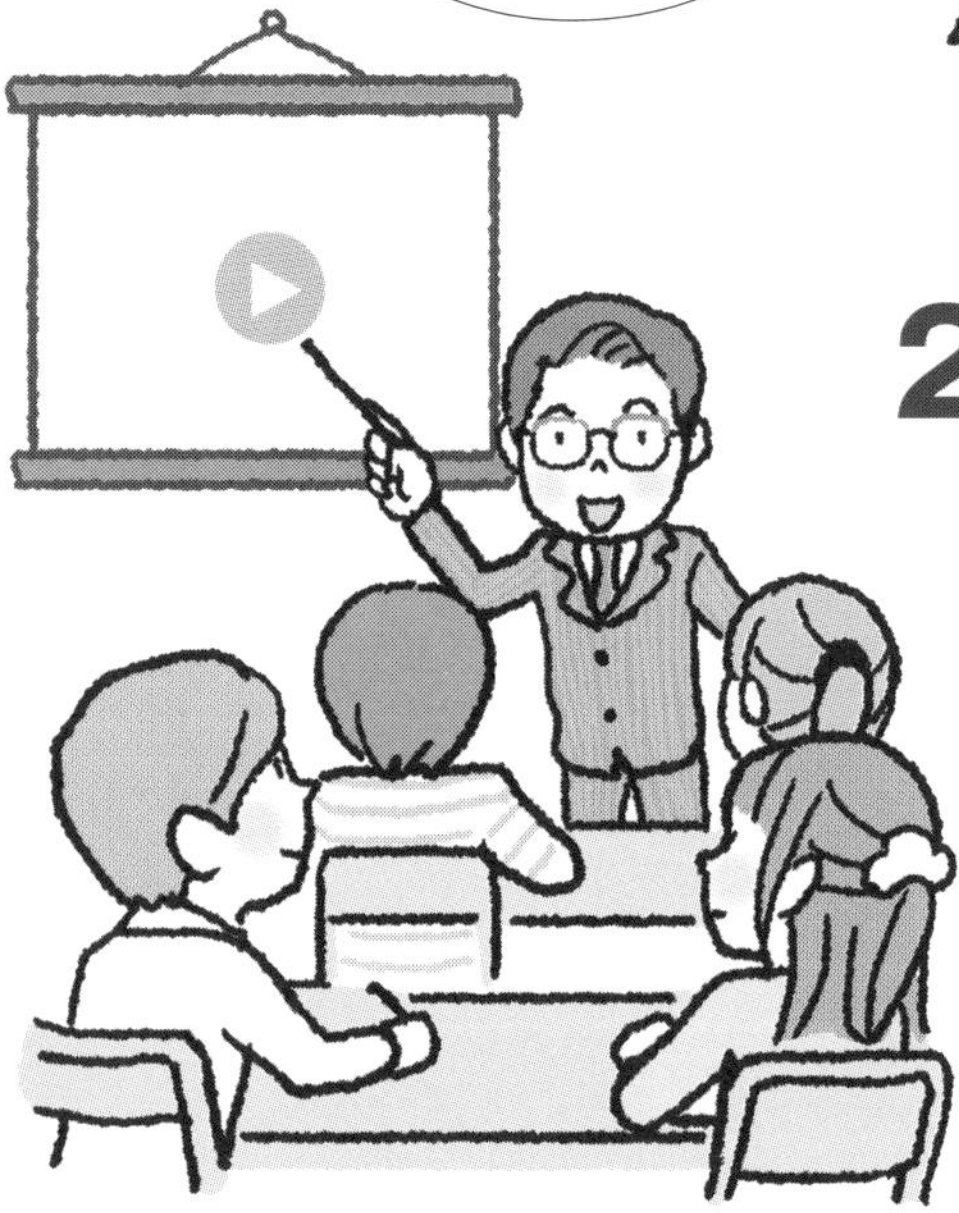

2

紹介先の相談機関に通うことになったAさん。同じパニック症の患者さん数名といっしょに、病気のことや、発作への対処のしかたを学んだりしています。

3

認知行動療法は、相談機関でおこなわれるセッションに参加するだけでなく、毎日の生活のなかで取り組むことがいろいろあります。「注意のコントロール術」の練習もその一つです。

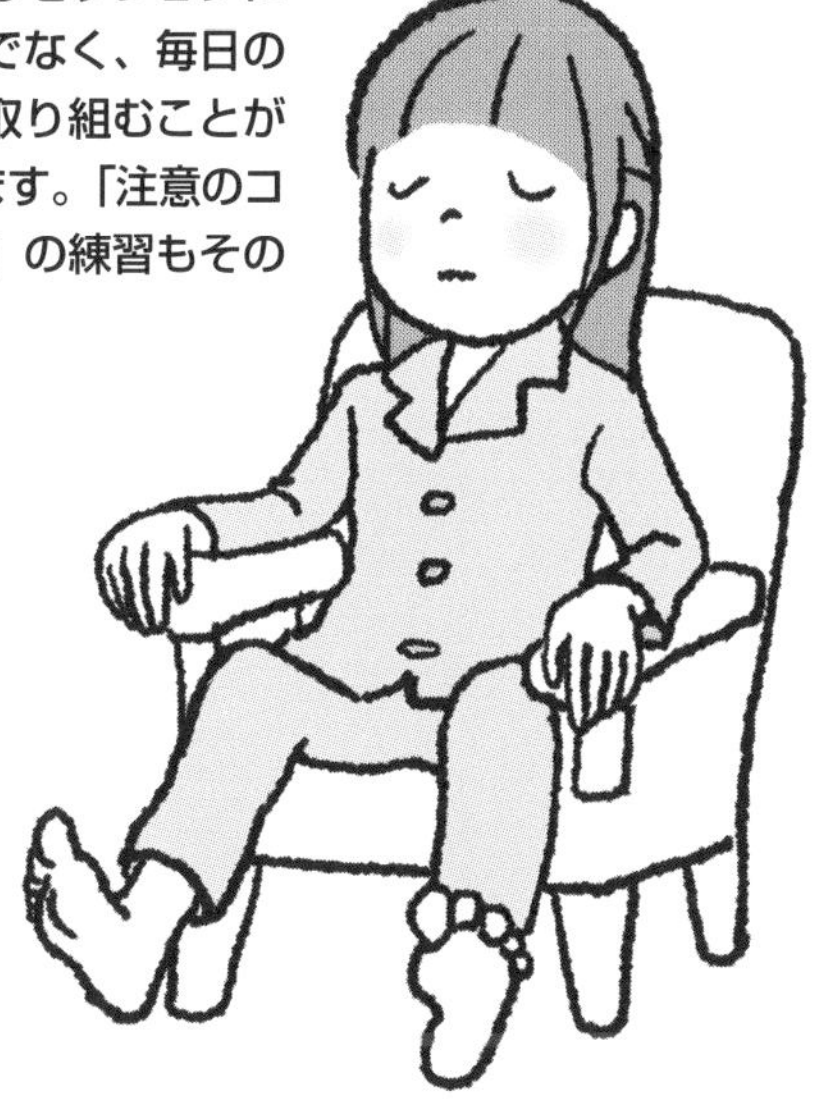

4

プログラムも後半に。Aさんの「発作が怖くて乗れなくなっている電車に乗れるようになる」という目標に向け、少しずつ、心身を慣らしていくための取り組みも始まっています。

短距離ですが、実際に電車に乗りにいく課題にも挑戦しています。

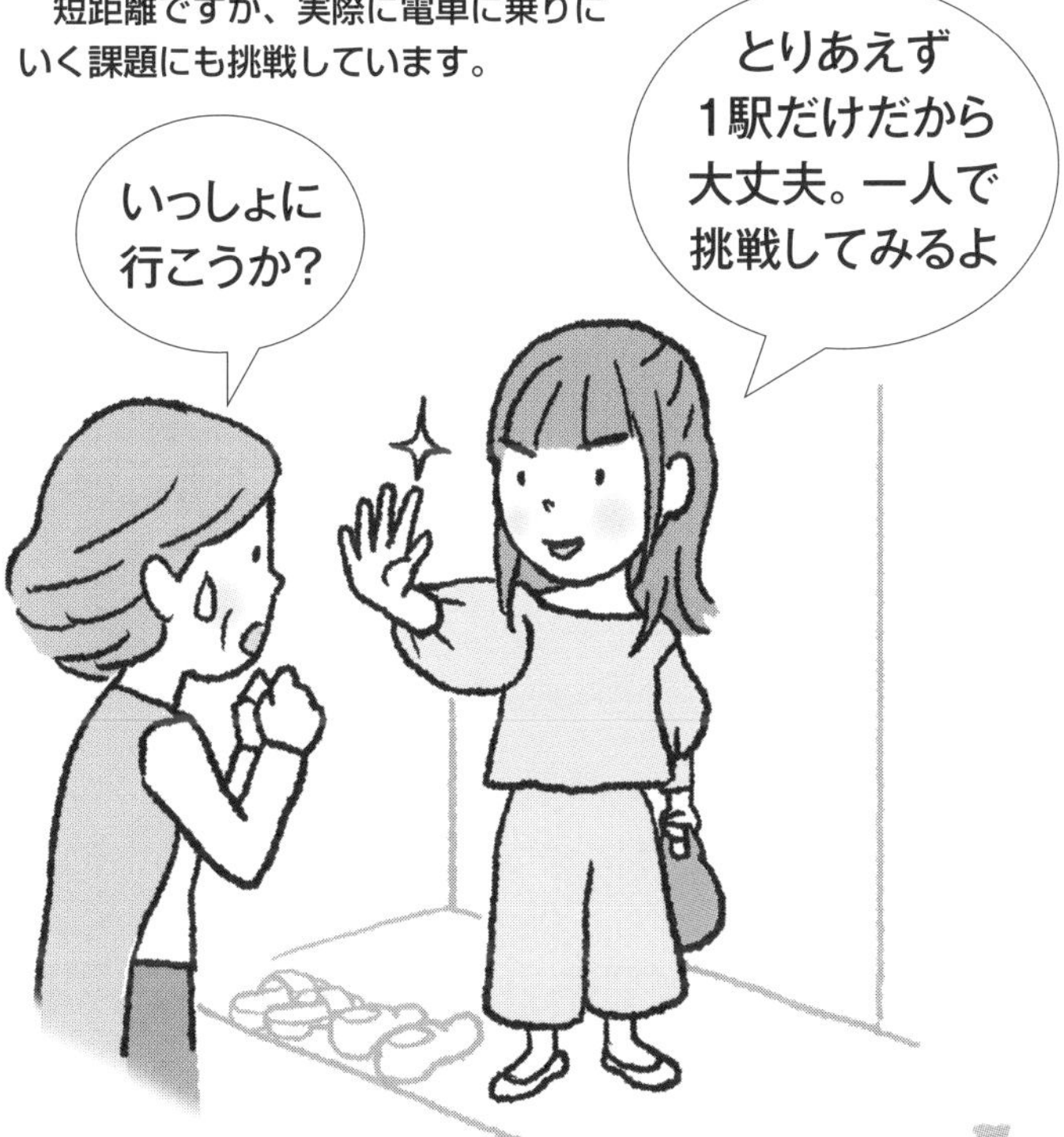
いっしょに行こうか?
とりあえず1駅だけだから大丈夫。一人で挑戦してみるよ

5

苦手なことに取り組むのは簡単なことではありませんが、日々の取り組みを記録しながら、Aさんは自分の変化を感じています。専門家のアドバイスや評価を受けながら、挑戦を続けているAさんです。

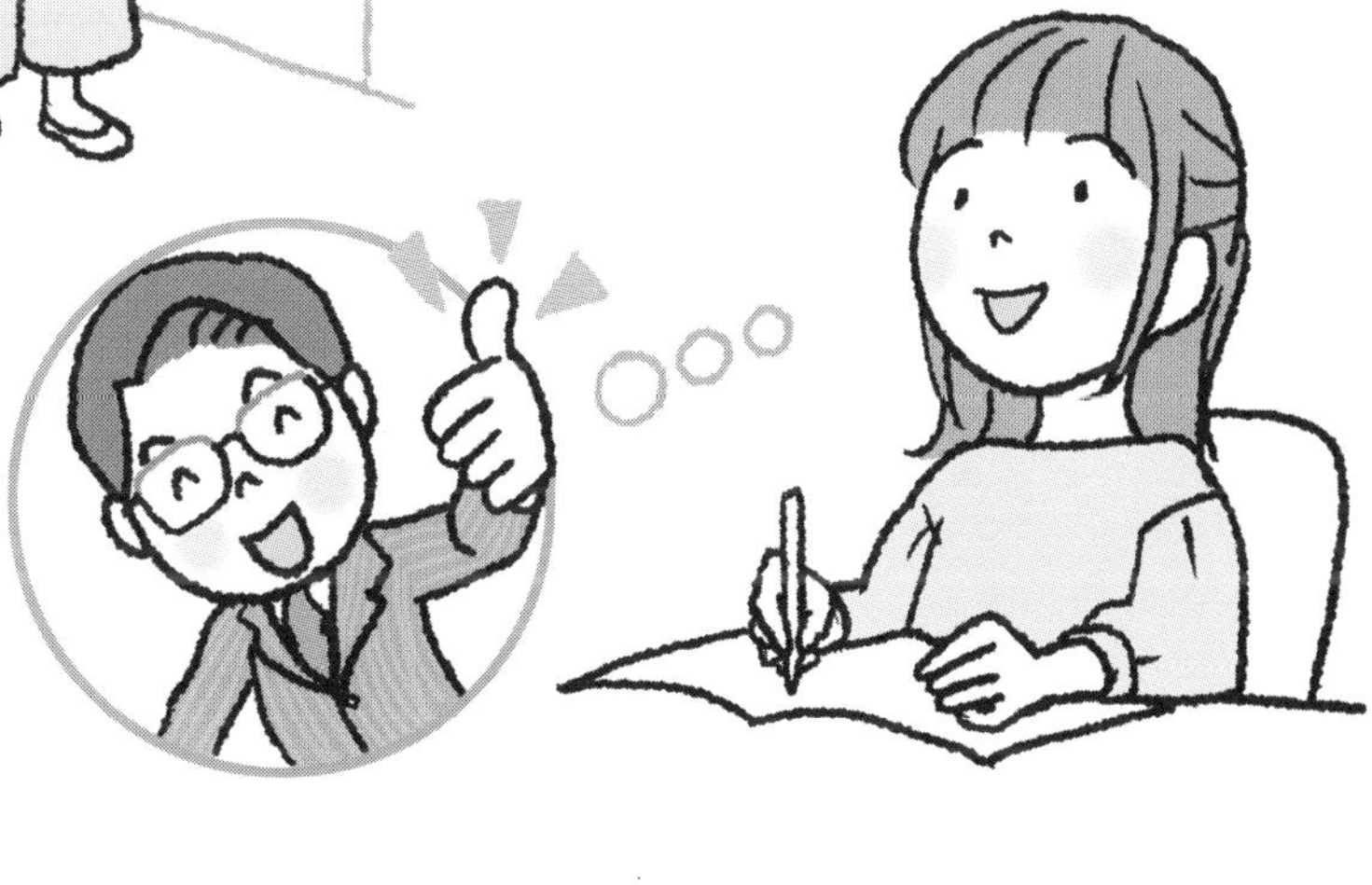

改善の道を歩みだしたAさん。
その後の展開は？
続きは第5章P86へ！

認知行動療法とは

自分で自分をコントロールできるようにしていく

認知行動療法は、自分の考え方（認知）や行動のパターンを見直しながら症状の改善をはかっていく心理療法です。パニック症で回避行動が多い人、広場恐怖がみられたりする人に向いています。

「考え」と「行動」で症状は変化する

認知行動療法は、認知と行動、感情、身体反応は、それぞれが影響しあうものだということを前提に成り立っています。

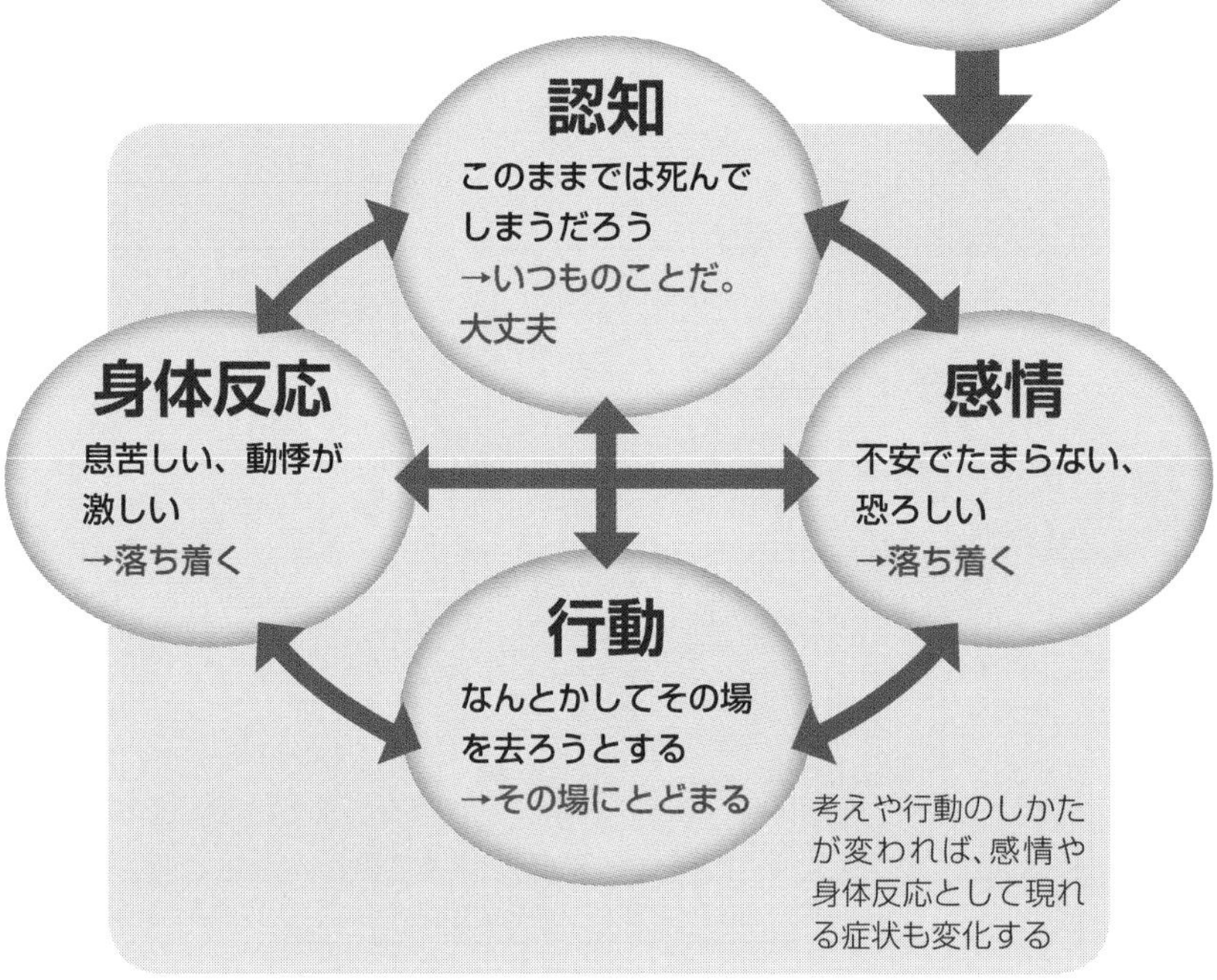
状況
人の多い閉ざされた空間など
認知
このままでは死んでしまうだろう
→いつものことだ。大丈夫
身体反応
息苦しい、動悸が激しい
→落ち着く
感情
不安でたまらない、恐ろしい
→落ち着く
行動
なんとかしてその場を去ろうとする
→その場にとどまる
考えや行動のしかたが変われば、感情や身体反応として現れる症状も変化する

行動の幅を広げるための取り組み

パニック症は、基本的には脳の働き方の問題で生じる病気です。その一方で、症状をどのようにとらえ（認知）、どのようにふるまうか（行動）が、症状の改善に大きく影響する面もあります。そこで、有効とされるのが、「認知」と「行動」に焦点を当て、その変化を促す認知行動療法です。

パニック症に対する認知行動療法は、本人がパニック発作のコントロールのしかた、対処のしかたを身に着け、回避性の行動を克服することを目標に進められます。行動の幅を広げられるよう、薬で不安をやわらげながら取り組んでいくとよいでしょう。

認知行動療法の取り組み方

認知行動療法は、医師や心理士（師）の指導を受けるだけというわけにはいきません。学んだこと、設定した課題を日々、実践していくことが大切です。

段階的に進めていく

プログラム化された認知行動療法の場合、1回30分〜1時間程度のセッションを10回前後おこない、症状をコントロールする方法を段階的に学んでいきます。

一人でもできるが指導者がいれば、より効果的

「こうすればいい」とわかっていても、苦手なことに挑戦するのは努力と時間を要します。その意味では、認知行動療法はダイエット法に似ています。本書などを利用して自分で学び、一人で実践していくことも可能ですが、指導してくれる人がいれば、より取り組みやすくなります。

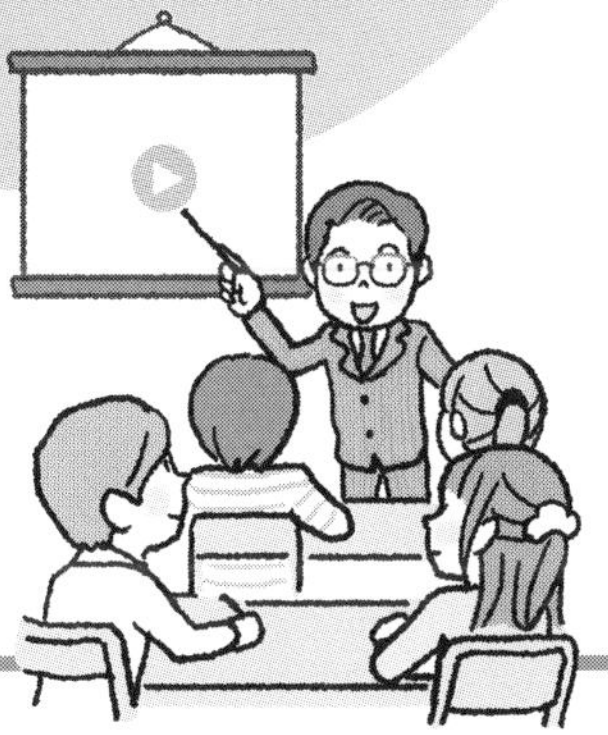

▼進め方の例

心理教育
パニック症についての基本的な知識を学び、発作のしくみを知る（→第1〜2章）

リラクセーション
心身をリラックスさせるための方法を練習する(→P48〜51)

セルフモニタリング
自分で自分を観察し、自分の課題をみつける（→P66〜69）

注意のトレーニング
症状に注意を集中させない方法を身に着ける（→P70〜73）

エクスポージャー（曝露《ばくろ》）療法
不快な感覚や状況に慣れるための取り組み（→P74〜83）

プログラムとして受けるなら相談機関へ

認知行動療法の考え方自体は、パニック症の主治医のアドバイスに反映されていることもありますが、保険診療として、プログラム化された認知行動療法を実施している医療機関は少ないのが現状です。

専門家のもとでの取り組みを希望する場合には、認知行動療法を実施している相談機関（カウンセリングを専門におこなっているところ）がないか探してみましょう。保険は適用されないため、費用は自己負担になります。

気づく①

症状が出たときの状況・考え・行動を記録する

自分で自分を観察し、記録することを「セルフモニタリング」といいます。症状が現れたときの状況や自分の考え、行動を客観的にとらえることで、自分の課題をつかみやすくなります。

自分を知ることで、なにが問題かみえてくる

認知行動療法に取り組むにあたり、まずパニック発作の症状が、いつ、どういう状況で生じるのか、どんな症状が出やすいのかを整理していきます。昨日今日のことだけでなく、思い出せるかぎり、過去のことでも詳細に書きだしていきましょう。

パニック症の症状は、いつ起きるか予期できない点が特徴とされますが、詳しくモニタリングしていくと、起こりやすい状況に共通する点があったり、自分の行動の特徴などがみえてきたりします。どこに問題があり、どんなことに取り組んでいけばよいかが理解しやすくなります。

発作時のことをふり返って記録する

発作が起きたとき、あるいは起こりそうになったときに、自分がなにを考え、どう行動したかを思い出し、整理しておきましょう。

どんな状況だったか？

なるべく詳細に、パニック発作が起きたときの状況を思い出し、書きだします。

例）
- 混雑したエレベーターに一人で乗ろうとしたとき
- 通勤時間帯の特急電車に乗り、大混雑のなか、つり革につかまって立っていたとき
- レストランの個室で開かれた歓送迎会に参加した。苦手な人の向かいになってしまった

不安や恐怖はどれくらい？

まったく不安や恐怖がない状態を0点、これまで感じた最大の不安・恐怖を100点とすると、書きだした状況は、それぞれ何点くらいに感じられるか、点数化してみます。

どんな身体症状・身体感覚だった?

どんな症状や感覚が生じていたのか、具体的に記します。

例）
- 動悸が激しく死ぬかと思った。手がふるえ、のどがカラカラになった
- 過呼吸になり、息苦しかった。めまいがひどく、意識を失いそうになった
- あまり食べないうちにおなかが痛くなり、冷や汗が出てきた

どんな行動をとった?

発作が起きた、あるいは起きそうと感じたときにしたこと、自分の行動を書きだします。

例）
- 人の少ないエレベーターがくるまで何回か見送った。乗ったあとはボタンのすぐそばの位置に立ち、すぐに降りられるようにした
- 車内でしゃがみこんだ。目的地の手前で降りて、水を飲んだら落ち着いた
- 中座し、トイレで吐いたら楽になったが、席に戻るとまた具合が悪くなりそうで、そのまま帰宅した

結びつきやすい考え方

パニック発作時には破局的な考えをもちやすくなりますが、どれも現実的ではありません。

- 息切れ → 窒息する
- 胸の痛み → 心臓発作だ
- しびれ → 脳梗塞《のうこうそく》だ
- めまい → 失神する
- 動悸 → 死んでしまう
- 非現実感 → 頭がおかしくなった

日付	状況	不安感／恐怖感（0〜100点）	身体症状／身体感覚	行動

記録・整理していくうちに、自分の破局的な考えに気づいたり、発作を避けたり、なだめたりするための行動（安全確保行動→P68）へのとらわれに気づいたりしやすくなる

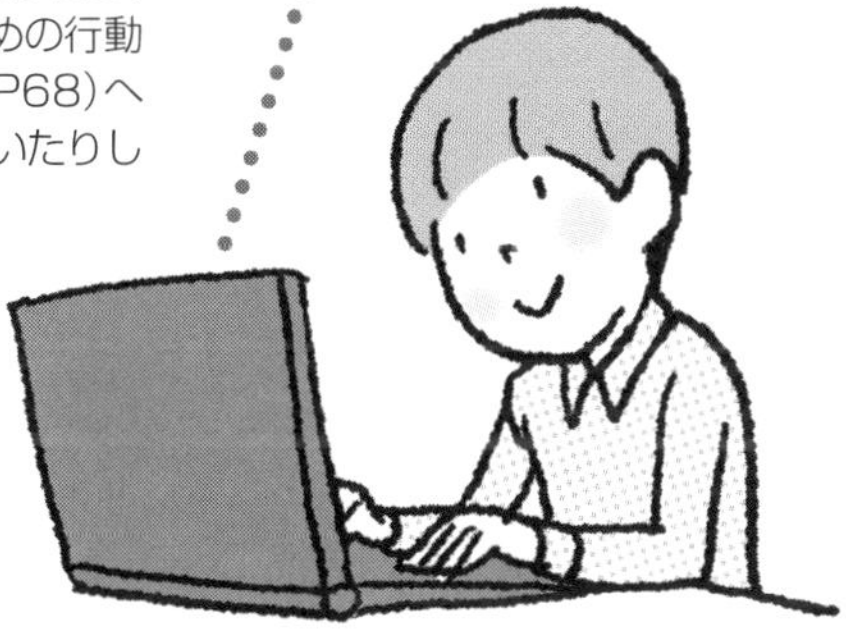

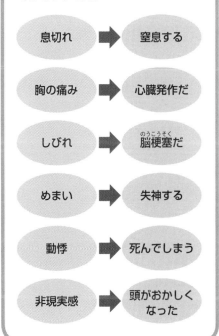

気づく②

発作を避けるためにしていることが足かせに

パニック症の人はだれしも、最悪の事態を避けるために自分なりの工夫をしています。工夫は悪いことではありません。しかし、「これがなければダメ」とならないようにしたいところです。

「安全確保行動」がもたらすこと

発作が起こりそうなときや起こったときに、発作を避けたり、発作を抑えたりするために、いつもしている行動を「安全確保行動」といいます。

安全確保行動は、「発作を避ける」という目下最大のメリットを得られる一方で、長期的には、自分の行動を制限する足かせになっていくおそれがあります。

不安が高まる
↓
安全確保行動をとる
↓
安心する

「～したから、発作がおさまった」という思いが強まる

別の機会に不安が高まる
↓
また安全確保行動をとる
↓
安心する

↓

安全確保行動の絶対化

「～しなくても、発作は起こらない」と体験する機会がない。「～しなければ、発作で苦しむ」という思いが強まる

↓

ささいな不安にも安全確保行動が必要になる

「～ができない状況は避けよう」と考えるようになることも

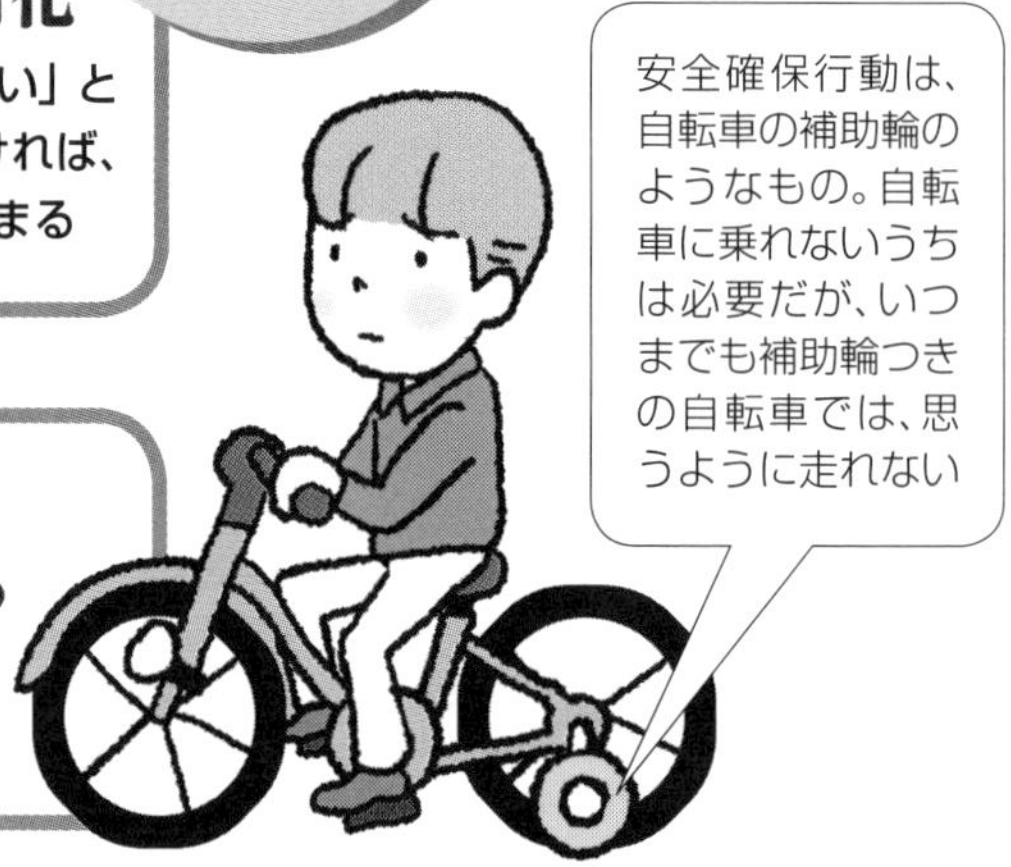
安全確保行動は、自転車の補助輪のようなもの。自転車に乗れないうちは必要だが、いつまでも補助輪つきの自転車では、思うように走れない

よくある「安全確保行動」をチェック

安全確保行動は、意識的に取り入れられることもあれば、とくに意識することなく、くり返されていることもあります。前述のセルフモニタリングにより、自分がどのような安全確保行動をしているか、確かめておきましょう。

- ☐ 発作が起きたときに助けてくれそうな人といっしょに出かけるようにする
- ☐ 発作が起きたときは、その状況からすぐ逃げる
- ☐ 「落ち着くように」と自分に言い聞かせる
- ☐ 身体的な違和感が生じたとき、ほかのことを考えて、注意が向かないように気をそらす
- ☐ なにかにつかまったり、寄りかかったりする
- ☐ ずっと話し続ける
- ☐ 症状が出始めたら薬を飲む
- ☐ 症状が出始めたら、呼吸法などをおこないリラックスする努力をする
- ☐ 乗りものに乗るときには、飴をなめたり、ガムをかんだりする
- ☐ 発作が起こりそうな場所に行かないようにする
- ☐ その他 ＿＿＿＿＿＿＿＿＿＿＿＿＿＿＿＿

いきなりやめなくてよいが自覚することは必要

安全を確保するための行動は、死の恐怖をやわらげ、最悪の事態を防ぐための工夫としておこなわれるものです。

メリットの大きい行動である一方で、そのメリットゆえに気づかないうちに習慣化しがちです。安全確保行動がとれる状況でなければ、本来やるべきことができない、やりたいことをあきらめるといった事態に結びつくこともあります。

だからといって、いきなりすべての安全確保行動をやめる必要はありません。たとえば広場恐怖が強く、安全確保行動なしに外出できないという状態なら、「やめない」という選択のほうが生活の幅を狭めずにすむでしょう。

その場合も、「これは安全確保行動だ」という自覚があれば、別の対処法を考える余地が生まれます。無意識のうちにエスカレートしていく事態は避けやすくなります。

発作の不安に対処する①

不快な感覚・思考だけに注意を集中させない

身体感覚に注意が集中することで、パニック発作は大きくなっていきます。では、発作を大きくさせないためにできることはなんでしょう？

発作の悪循環から抜け出す

パニック発作は、気がかりな症状に注意が集中することで不安が高まり、さらに症状が大きくなるという悪循環によって大きくなっていきます（→P30）。これを断ち切るためには、3つの方法が考えられます。

別のものに注意を向ける

安全確保行動は、このタイプ。いつもの決まった行動をすることに注意が向くため、結果的に身体感覚に注意が集中しなくなります。ただし、この方法だけでは発作への予期不安はなかなか消えません（→P75）。

注意を分散させる

不快なものも快適なものも分け隔てなく、あらゆる感覚・感情・思考に注意を向けることで、結果的に、不快な感覚・思考のみに注意が集中することはなくなります。

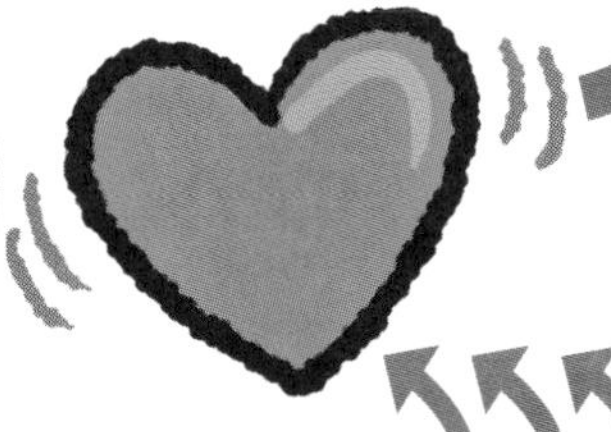

あえて何度も体験して「慣らす」

不快な感覚、苦手な状況をあえて何度も体験することで生じる「慣れ」は、不安を小さくするのに有効です。パニック症に対する認知行動療法としておこなわれるエクスポージャー（曝露）療法は、このタイプです（→P74）。

すべての感覚に目を向ける「マインドフル」な状態へ

パニック発作が起こりそうなとき、「不快な感覚に目を向けず、呼吸に集中しよう」「ネガティブなことは考えず、ポジティブなことを考えよう」などと考え、実行しているという人もいるでしょう。それでうまく乗り切れればよいの

「外の世界」への気づきが必要

　気がかりな症状は、体の内部から発せられる情報です。しかし、身のまわりには、たくさんの情報があふれています。自分の外の世界にも目を向け、気づくことが、発作への不安を結果的に小さくしていきます。

パニック発作時

　不安や恐怖、ドキドキする感覚や息苦しさなど、身体感覚の変化に過敏になり、それのみに集中してしまうためにネガティブな未来予測（「死ぬ」「おかしくなる」など）がわき、不安や恐怖が高まっていきます。

「マインドフル」な状態

「今・ここ」の感覚、考えのすべてに注意を向けている状態を「マインドフルネス」と呼びます。内部の感覚だけでなく体の外で起きていること、今、この瞬間に起きていることのすべてを、よいこともつらいことも分け隔てなく、ただ観察し、ただ感じていくことができれば、不快な身体感覚は相対的に小さくなり、それに支配されずにすみます。

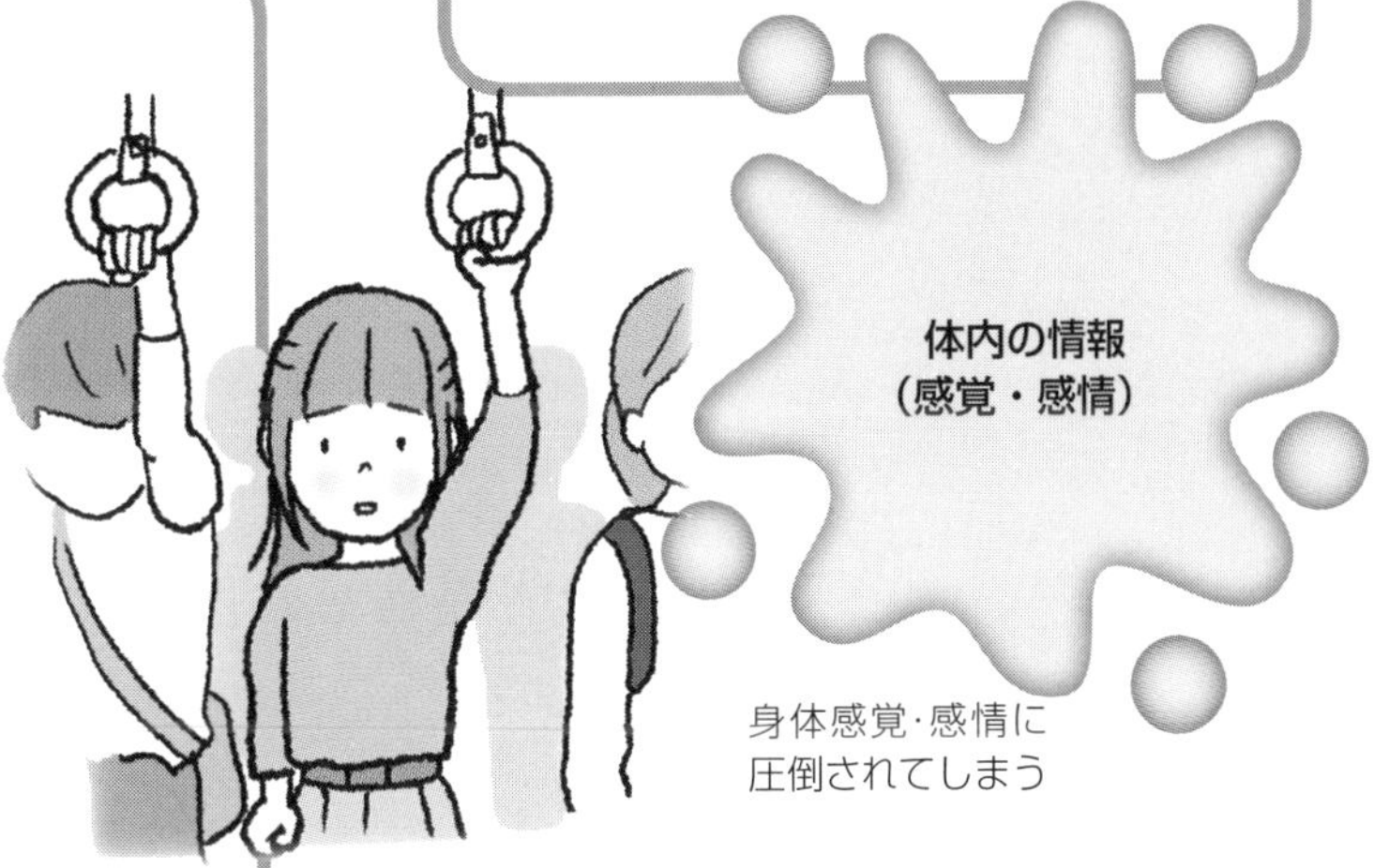
体内の情報
（感覚・感情）

身体感覚・感情に
圧倒されてしまう

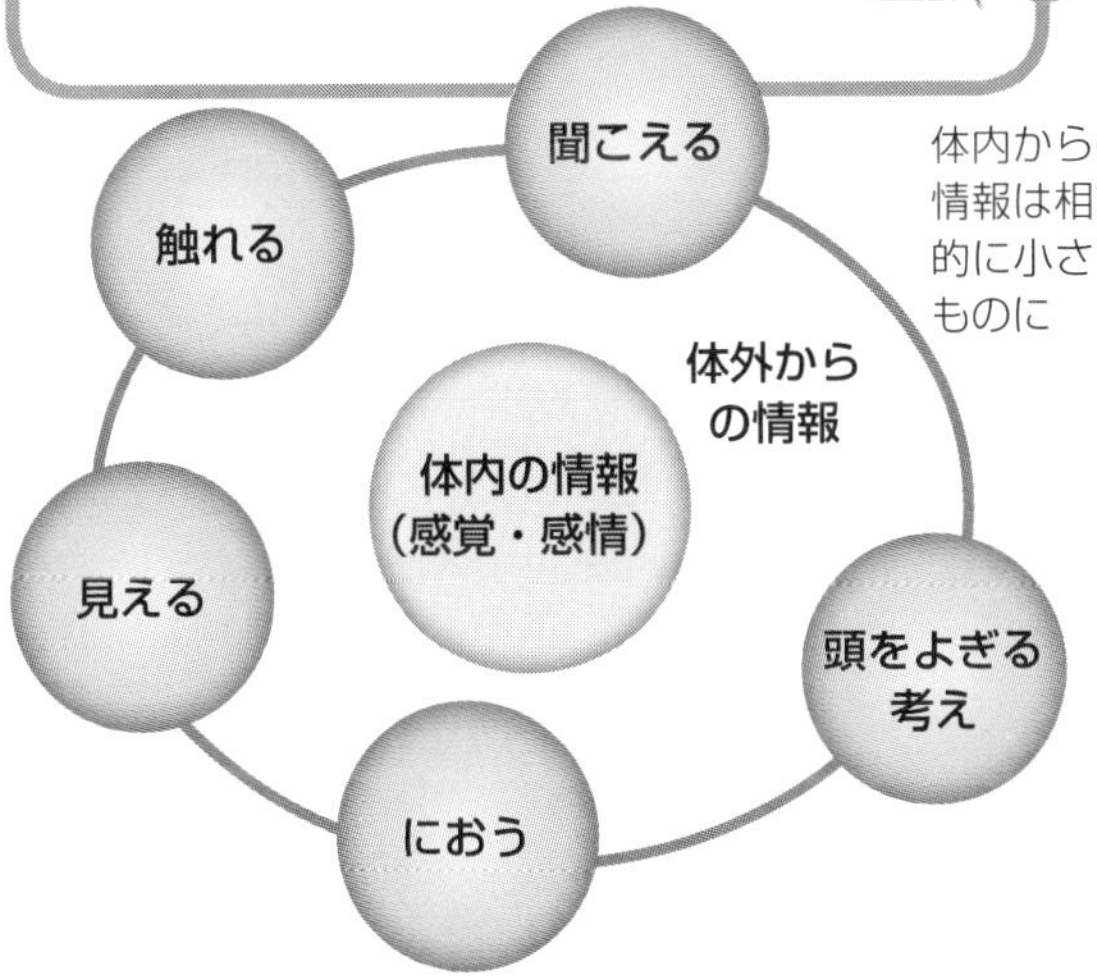
聞こえる
触れる
体外からの情報
体内の情報
（感覚・感情）
見える
頭をよぎる考え
におう

体内からの情報は相対的に小さなものに

　ですが、なかなかそうはいかないのがパニック症です。不快な身体感覚や不安・恐怖は、「感じないようにしよう」とすればするほど、強く、大きくなっていくことが多いのです。

　むしろ、苦しいこと、いやなことも積極的に観察しつつ、あわせてその他の出来事も感じられる、マインドフルな状態を目指すことが発作の恐怖を乗り越える力になります。

発作の不安に対処する②

注意の矛先をコントロールする練習をしよう

注意を分散させる「注意のコントロール術」は、習得のために練習が必要なスキル（技術）です。ふだんから、発作がないときに練習しておきましょう。

注意トレーニングの進め方

発作が生じたときに、いきなり注意を分散しようとしてもなかなかうまくいきません。毎日のトレーニングが、いざというときに役立ちます。

体内の感覚に集中する

約2分間

目を閉じて、心臓の鼓動や呼吸による変化、手足の重さなど、体内の感覚に注意を向けましょう。さまざまな感覚のなかでも、とくに視覚は優位に働きます。目を閉じると視覚以外の感覚にも注意が向きやすくなるので、体内の感覚を観察しやすくなります。

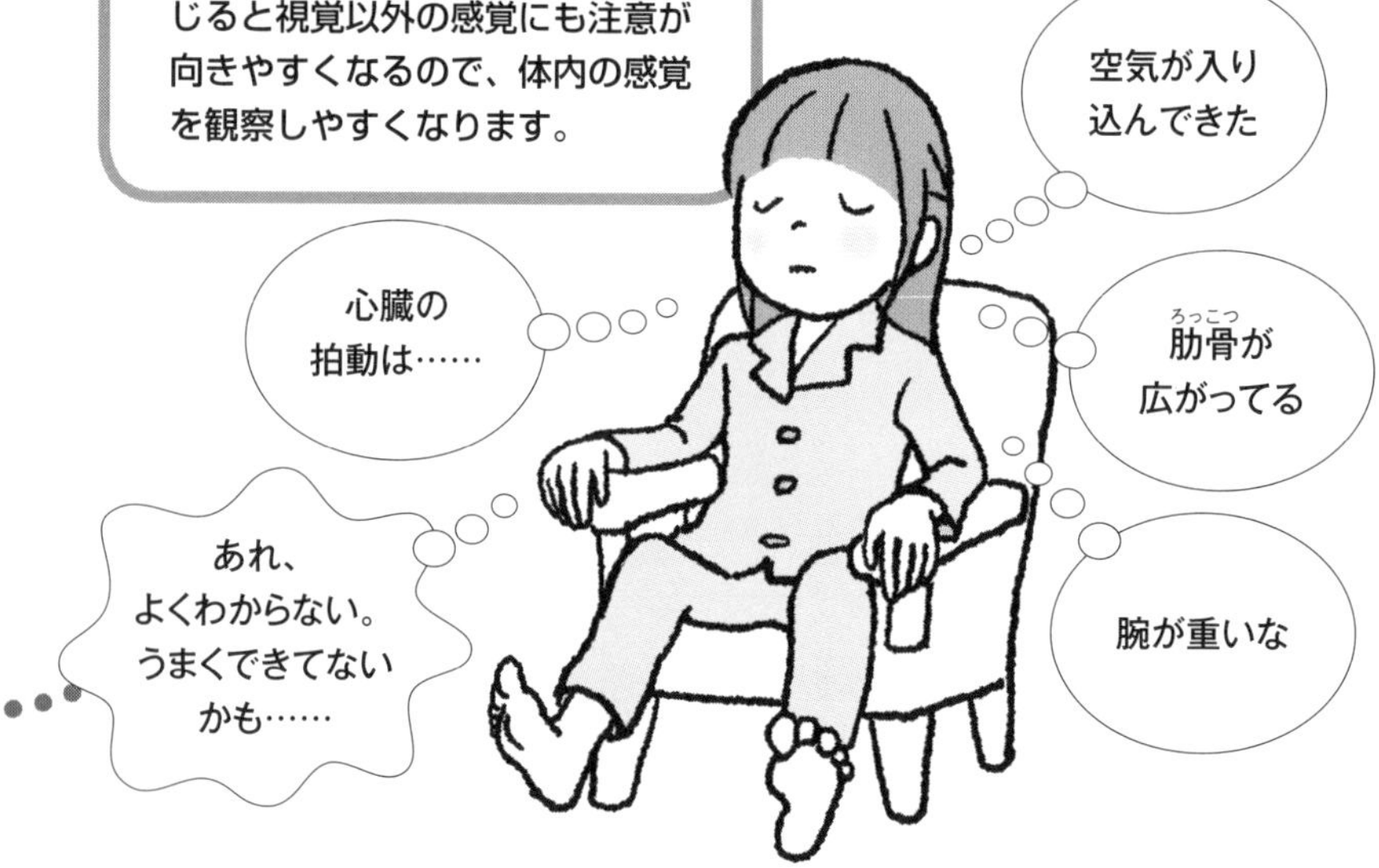
空気が入り込んできた
心臓の拍動は……
肋骨《ろっこつ》が広がってる
あれ、よくわからない。うまくできてないかも……
腕が重いな

ふだんからの練習がいざというときに役立つ

体の内外の情報すべてに気づけている状態、つまりマインドフルネスの境地を目指すことで、不快な感覚・感情・思考への一点集中は避けられます。しかし、あらゆる感覚を一度に感じ取るというのは、なかなかむずかしいものです。より実践的な取り組みとして、注意の矛先を切り替え、シフトさせることで注意の分散をはかるトレーニングをしていきましょう。

マインドフルネスや注意のコントロール術は、認知行動療法としておこなわれるエクスポージャー療法に取り組む際に、補完的に用いることもできます。あとで述べるように、エクスポージャー療法は不快な感覚・感情にあえて向き合おうとする方法で、ときに苦しさを覚えることもあります。そんなとき、注意を分散させる方法が身に着いていると乗り切りやすくなるでしょう。
「『いやだ』と感じている自分」「いやなことを考えている自分」も観察対象の一つです。日々、内外の情報に気づけるよう、練習しておくことで、発作時の注意の集中を避けやすくなるでしょう。

外部の環境に注意を向ける　約2分間

目を開けて、見えるもの、聞こえる音など、体の外側にあるものに注意を集中させましょう。

交互にくり返し、
合計10分間
おこなう

視覚

さまざまな形や色、色の濃淡、光と影、光の反射など、細かな質感までじっくり観察する

聴覚

時計の音、電化製品が発する雑音、窓の外から聞こえる車の音、話し声など、ふだんは聞き逃している音にまで注意を向ける

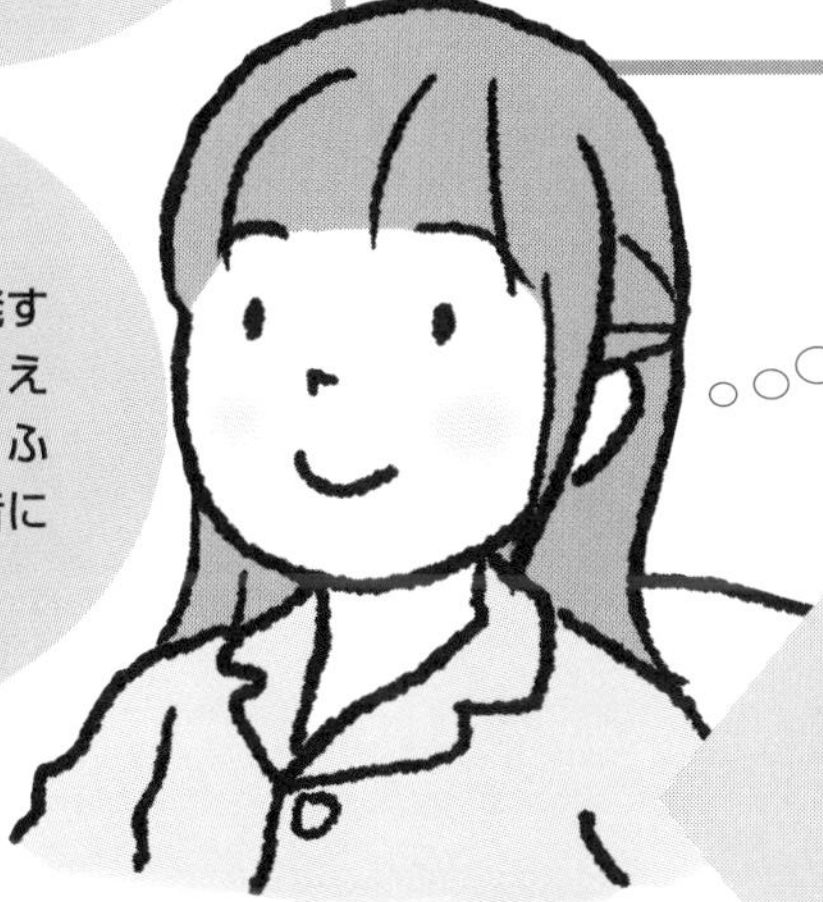
お隣の
テレビの音かな。
ちょっとうるさい
なあ……

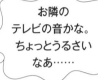

思考も観察の対象

思い浮かぶ考えは、「『うまくいかない』と私は考えている」「『うるさい』と私は思っている」といったように、「そう考えている自分」に気づき、観察するだけにとどめます。そして再び感覚に注意を向け直します。

どんなときでも実践できる

慣れてくれば、目を開いたままでも体内の感覚に気づけるようになります。体内から体外へ、体外から体内へと、注意の切り替えをできるようになっていきます。

食べながら
飲んだときの味や後味の違い

移動中に
歩きながら、あるいは乗りものに乗りながら

音楽を聴きながら
メロディーラインだけでなく、ベースやドラムの音なども聴き分けてみよう

発作の不安に対処する③

「慣れ」は不安を軽くしていくのに効果的

パニック症のために狭まっている行動の幅を広げていくには、エクスポージャー（曝露）療法が有効です。不快な刺激や苦手な状況をありのまま体験し、慣れを生じさせる方法です。

エクスポージャー療法の進め方

エクスポージャーは、「さらす（曝露する）」という意味の言葉です。身体感覚そのものに慣れるための「内部感覚エクスポージャー」と、不快な感覚が起こりやすい状況に慣れるための「状況エクスポージャー」があります。できるだけ負担の少ない課題から始め、少しずつ難易度を上げていきましょう。

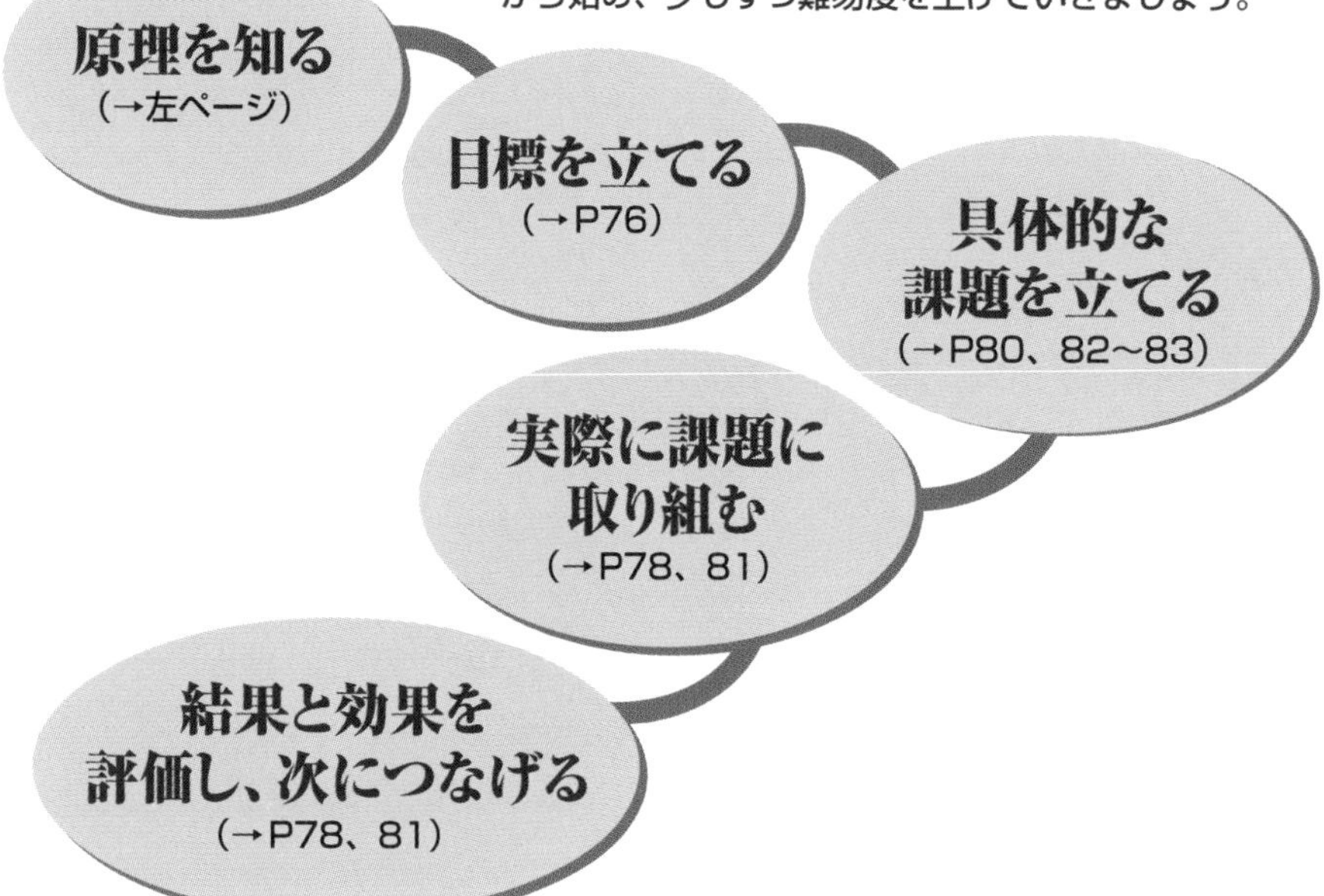
原理を知る
（→左ページ）
目標を立てる
（→P76）
具体的な課題を立てる
（→P80、82〜83）
実際に課題に取り組む
（→P78、81）
結果と効果を評価し、次につなげる
（→P78、81）

慣れは「恐ろしいもの」を「ありふれたもの」に変える

不安をかきたてるような身体感覚はないほうがよい、発作への不安が高まるような状況は避けたい、そこから逃げ出したいと思うのは当然のことです。そこで、つい安全確保行動をとってしまうわけですが、これと正反対のことをしようというのがエクスポージャー療法です。

なんとかして避けようとしてきた不快な刺激や感情、感覚に向き合っていくのは、簡単なことではありません。しかし、逃げずにそのまま向き合う体験を重ねるうちに、「恐ろしいもの」であった身体感覚にも慣れが生じ、「ありふ

1 安全確保行動によって得られる安心感は一時的

安全確保行動は一時的に安心感をもたらしますが、完全には安心できず、また起こるのではないかという不安が続きます。

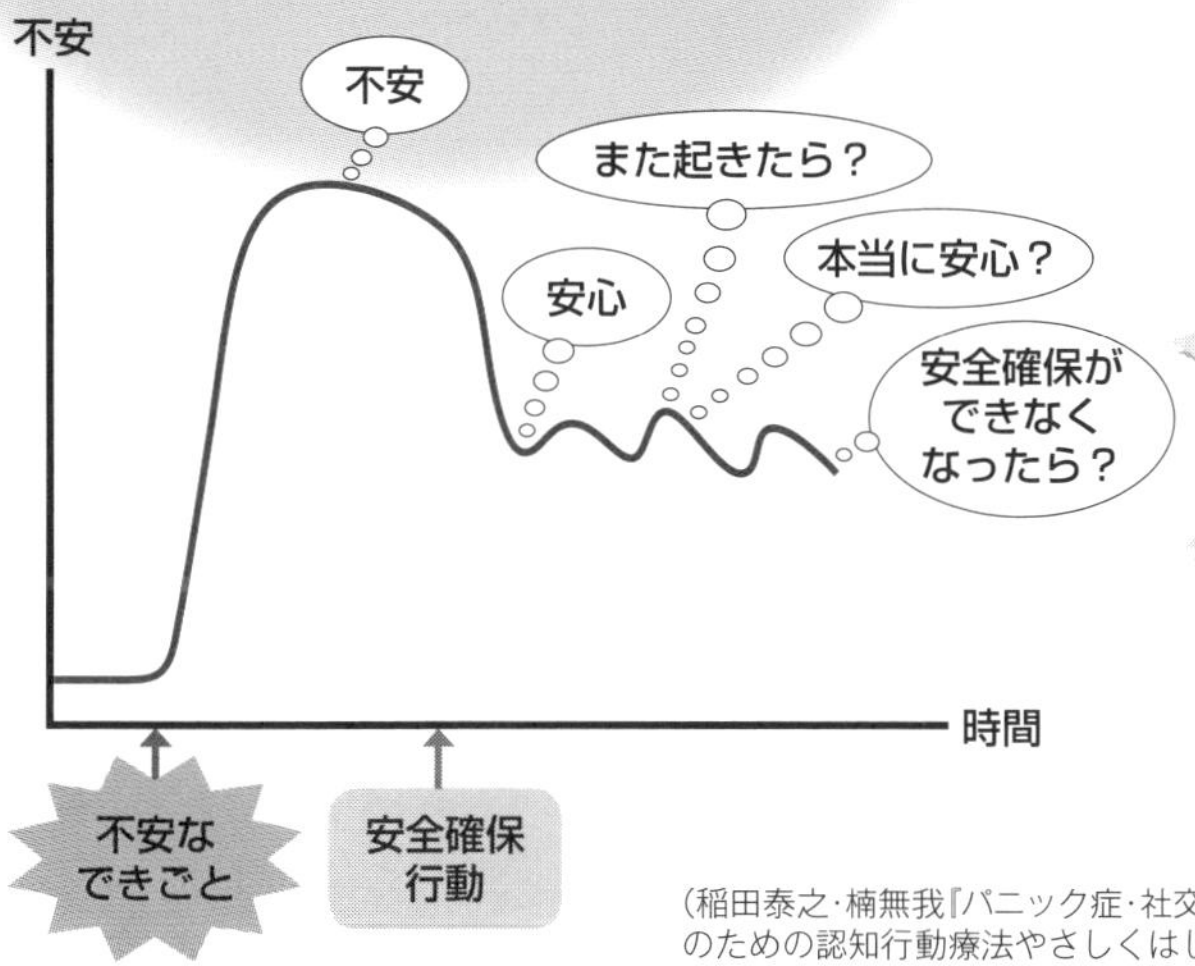
不安
不安
また起きたら？
安心
本当に安心？
安全確保ができなくなったら？
時間
不安なできごと
安全確保行動

（稲田泰之・楠無我『パニック症・社交不安症・恐怖症患者さんのための認知行動療法やさしくはじめから』による）

逃げなければ不安は減る

パニック発作時には強い不安に襲われます。けれど、強い不安は永遠には続きません。必ず小さくなっていきます。それを体感する機会を奪ってしまうのが安全確保行動であり、あえて曝露をくり返すことで、不安の軽減を体感するのがエクスポージャー療法です。

発作を恐れて回避し続けたり、不安が高まったときに安全確保行動をとったりしていると、自然に不安が小さくなっていくことを経験する機会や、身体感覚に慣れていく機会が奪われる。長期的にみると、いつまでたっても発作への不安が消えない状態が続く

2 不安は時間とともに必ず減り、回数を重ねるごとにピークは下がる

不安が生じてどんどん高まっても、そのままにしておけば時間とともに自然に低下していきます。それを体験すると、次に同じような状況に置かれたとき、多くは不安のピークが前回より低くなり、不安が消えていくまでの時間は短くなっていきます。

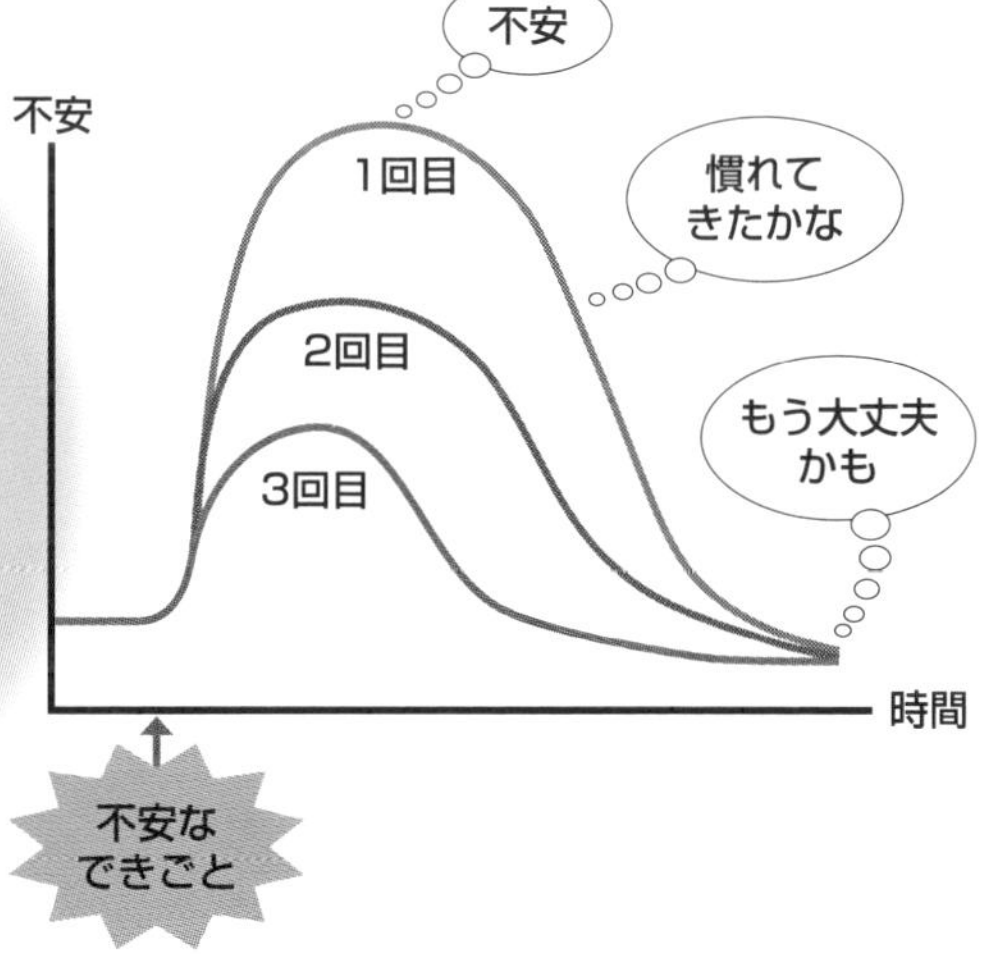
不安
不安
1回目
慣れてきたかな
2回目
もう大丈夫かも
3回目
時間
不安なできごと

れたもの」ととらえられる状態に変化していきます。少しずつ、挑戦していきましょう。

目標を立てる

自分のしたいことを具体的に考えてみよう

エクスポージャー療法に取り組む際は、治療目標をはっきりさせておきましょう。具体的な目標があれば、これまで避けていたことに挑戦するモチベーションが高まりやすくなります。

確固たる目標があれば挑戦を続ける力になる

　エクスポージャー療法は、やり遂げられそうな課題から始めるなど、できるだけ負担が少なくなるような工夫をしながら進めていきます。それでも、ときにはパニック発作の恐怖に後ずさりしそうになることもあるでしょう。「発作が起こらないようにする」ことが最大の目標なら、回避するのでも、安全確保行動に頼るのでも達成できるかもしれません。そのために、発作の不安からなかなか逃れられなくなるとしても、あえて険しい道を歩もうという気にはなれないかもしれません。

　だからこそ大切なのは、「発作が起こらないようにする」というだけでなく、より具体的な目標をもつことです。

　取り組みを始める前に、なんのためにエクスポージャーをしようとしているのか、パニック症を克服したら、どんなことをしたいのかをじっくり考え、明確にしておきましょう。自分のなかに確固たる目標があれば、それが支えになり、挑戦を続ける力になるでしょう。

治療目標は症状から導き出す

　治療目標を立てる際は、現在の状況や、困っている症状を明らかにしたうえで、それに関連する目標を立てていきます。

　発作を恐れて回避したりしなければ実現する可能性が高いことで、自分はなにをしたいのか、じっくり考えてみましょう。

　そのうえで、最終目標を達成するために必要なことはなにか、逆算しながら、短期的、中期的な目標を考えていきます。

できるように
なりたいことはなに?

例）長距離移動を伴う旅行や出張を難なくできるようにしたい／ライブハウスめぐり　など

目標は3段階で設定する

最終的な治療目標として、「やる気」の出る、自分が本当にしたいと思っている目標を設定できれば、エクスポージャーを進める大きな力になります。

今の状態ではむずかしいだろうとあきらめていることでも、長期的な目標としておき、少しずつ挑戦を重ねていけば実現する可能性が高まります。そのためのステップとして、短期的、中期的な目標を定めていきます。

長期的目標

数年後に達成したいこと

例）①飛行機に乗ってハワイに行く
　　②テーマパークに行きたい
　　③地下の小さな会場でのライブ鑑賞

「パニック症と関係ないのでは？」と思えることでも、「発作を恐れて回避を続けているから、実現が難しい」ということであれば、最終的な目標として掲げておいてもよい

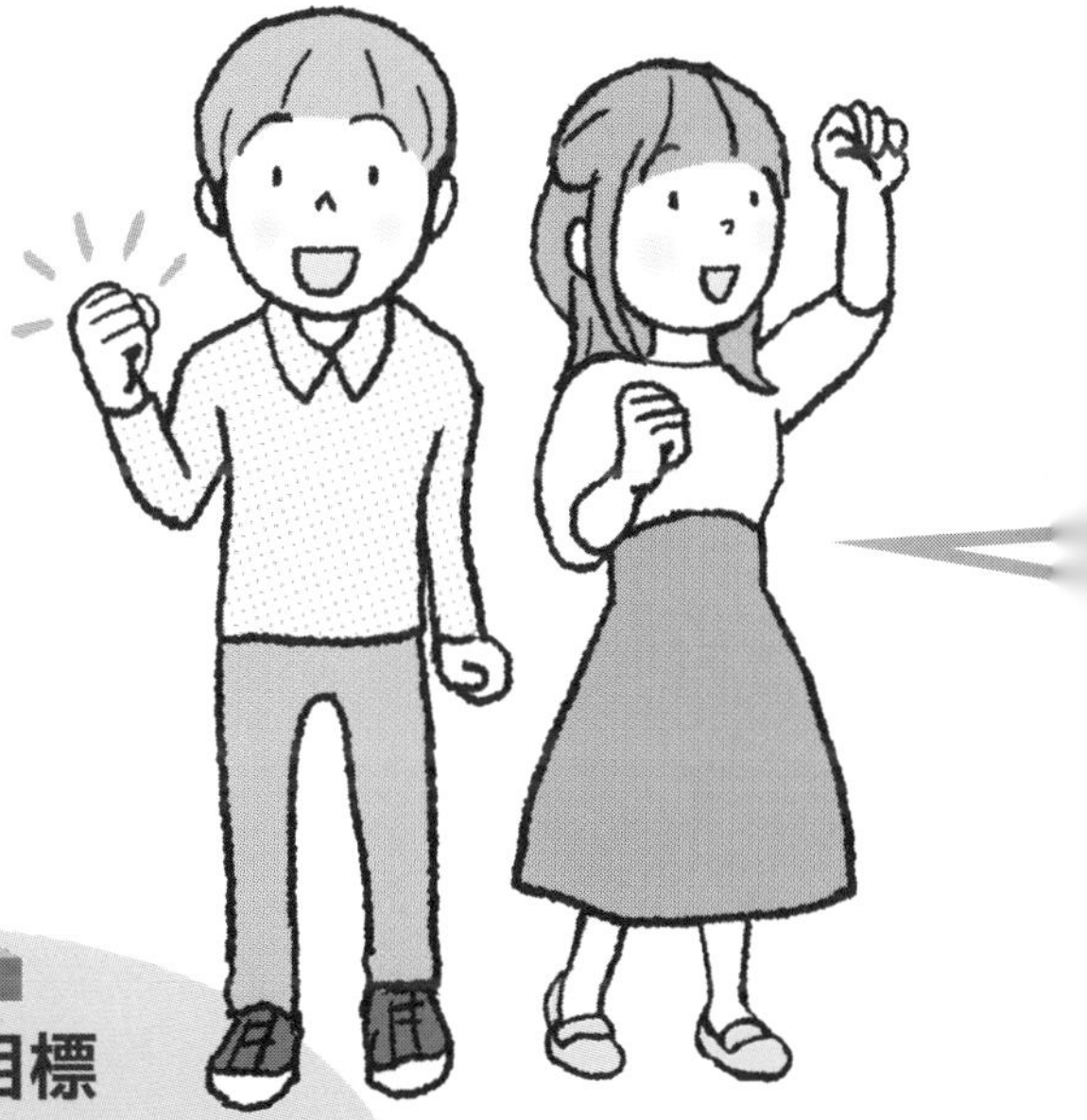

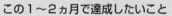

中期的目標

認知行動療法のプログラムをひととおりやり終えた時点で達成したいこと

例）①空港に行くための特急電車に乗る
　　②行列のできる店でランチを食べる
　　③野外コンサートに出かけてみる

取り組みを進めるなかで、より現実的かつ具体的な目標となるように、適宜見直していく

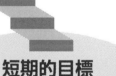

短期的目標

この1～2ヵ月で達成したいこと

例）①一人で各駅停車に乗ってみる
　　②一人でファストフード店に入る
　　③近所の映画館で子ども向けの映画をみる
　　（ざわついていて出入りしやすい）

感覚に慣れる

「不快な感覚」の変化のしかたを体感する

身体反応として生じる動悸や息切れ、めまいなどの症状に慣れるために、「内部感覚エクスポージャー」をおこなってみましょう。安全な場所で、計画的に実施します。

不快な感覚に慣れる練習の進め方

避けてきた状況に立ち向かうための練習として、自室など安全なところで、あえて不快な感覚を生じさせ、その変化を体感していきます。

あえて不快な感覚を生じさせる

左に示すように、不快な身体感覚はあえて生じさせることができます。発作時の症状に近いものを選び、チャレンジしてみましょう。

感覚の変化を体感する

初めは不安が誘発されるかもしれませんが、途中でやめず、少なくとも60〜120秒間、継続します。不安が少しずつ鎮まることが体感できます。

記録する

どのような課題を実施し、身体感覚のとらえ方がどのように変わったか記録をとります。「慣れ」を正しく評価するのに有効です。

日付	実施した課題	実施時間（秒）	開始時の不安感／恐怖感（0〜100点）	終了時の不安感／恐怖感（0〜100点）	症状との類似度（0〜100%）	気づいたこと・感想

はじめは目標時間まで持続できなくても、徐々に延ばしていけばよい

身体感覚と破局的な考えが結びつきにくくなる

内部感覚エクスポージャーは、パニック発作のきっかけになったり、パニック発作に伴って生じたりする身体感覚に慣れることを目的にしたものです。

不快な身体感覚をくり返し体験し、そのたびに「しばらくすると必ずおさまる」ことを体感するうちに、パニック発作に結びつくような破局的な考えは起こりにくくなります。動悸をはじめとする身

課題例

息止め
目安60秒間

できるだけ長く息を止め、あえて息苦しさ、窒息感を引き出す

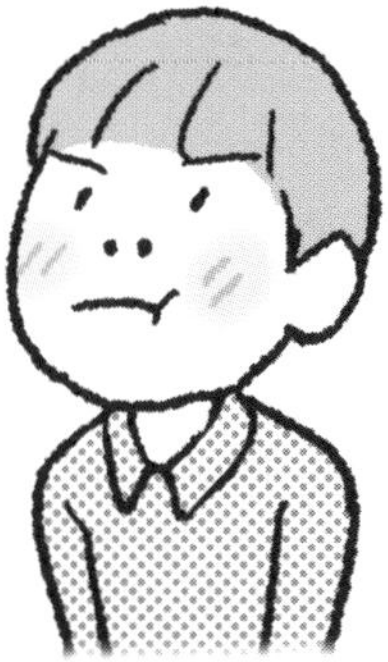

過呼吸の再現
目安60秒間

風船をふくらませるような感じで、深く素早く口から息を吐き出す。頭のふらつきやめまい、非現実感などを体感する

回転
目安60秒間

めまい、浮遊感、立ちくらみなどの感覚に慣れるための課題。回転椅子を利用し、3秒間に1回転するくらいのペースで、ぐるぐる回転させる

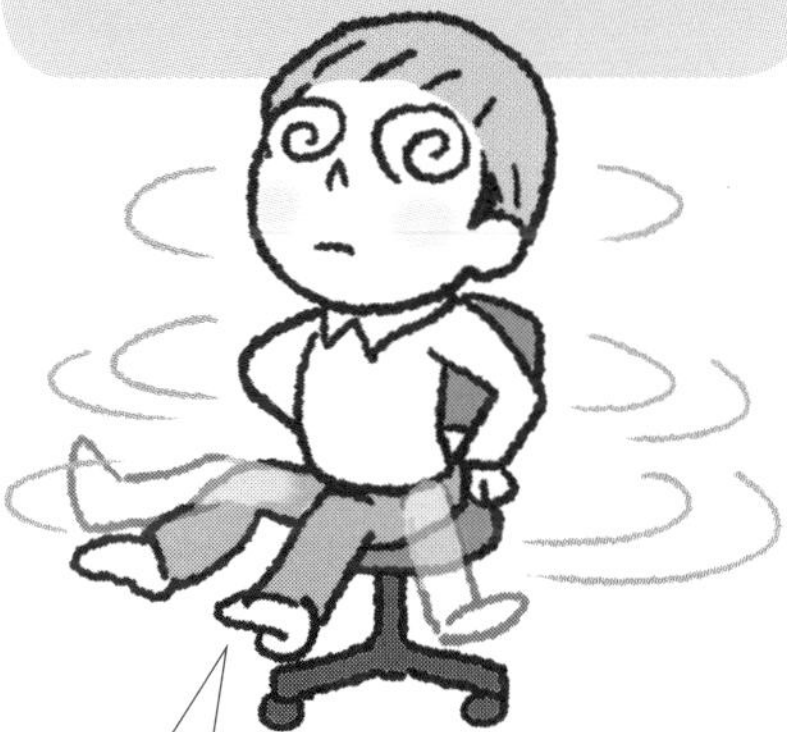

椅子なしでもOK

椅子を使わず、立ったままその場で体を回転するのでもよい。バランスを失いやすいので、倒れ込んでも安全なように、ソファやベッドのそばでおこなうようにする

ストロー呼吸
目安120秒間

鼻をつまみ、細いストローを口にくわえたまま呼吸をする。呼吸困難や、換気の悪い部屋にいるときのような感覚を引き出し、体感する

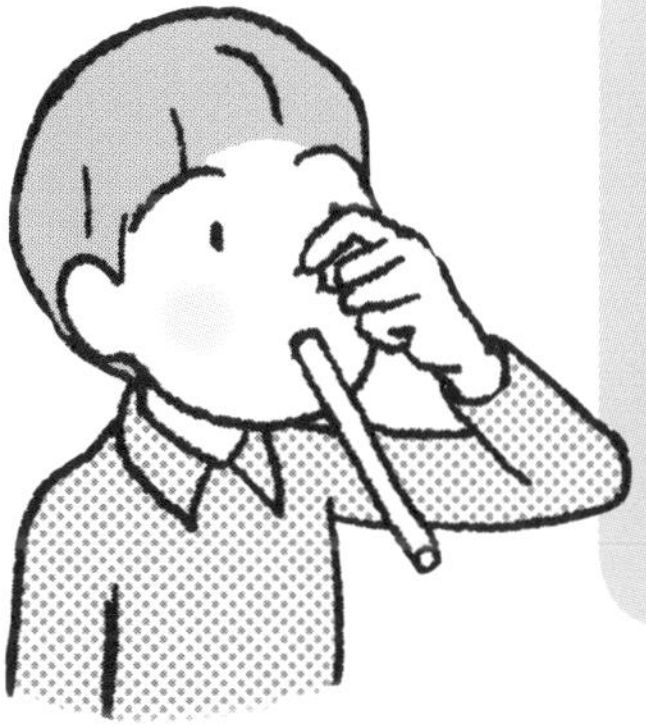

走る動作
目安60秒間

立ったままその場で走る動作をして、動悸を感じるようにする。できるだけ足を高く上げ、素早く足を動かすと心拍数が上がりやすい

体感覚を「よくある反応」ととらえられるようになれば、状況エクスポージャー（→P80）も取り組みやすくなります。

状況に慣れる①

「不安な状況」にも少しずつチャレンジしてみよう

「状況エクスポージャー」では、不快な症状が出やすい状況や場所にあえて身を置き、不安や恐怖を感じても逃げずにとどまる練習を重ねていきます。

苦手な状況・場所に慣れる練習

発作への不安から避けていること、できなくなっていることを減らしていけば、生活への影響は大きく減ります。「無理」「できない」とあきらめず、少しずつ挑戦していきましょう。

不安な状況をピックアップして、ランクづける

自分はどのような場面、状況で不安・恐怖を感じるか、具体的に洗い出します。そのうえで、まったく不安・恐怖がない状態を0点、不安・恐怖の極限を100点とした場合、それぞれの場面・状況で感じる不安・恐怖が何点くらいか、点数化します。

不安階層表を作る

実際に経験した場面・状況だけでなく、「もし、その場に置かれたら」と想像した場面・状況も含めてリスト化しておくと、課題設定しやすくなります（→P82）。

具体的な課題を決める

ピックアップした場面・状況のなかから50点くらいのもの（8割くらいの確率で成功できそうなこと）を選び、練習の課題として設定します。

適切な難易度の課題に挑戦する

不快な感覚を体験するという点は、内部感覚エクスポージャーと同様ですが、状況エクスポージャーの主目的は、「その場にとどまること」。気がかりな症状が現れ、不安や恐怖を感じても、そこから逃げずにとどまれるように慣らしていくのです。本来するべきこと、したいことをできるようにしていくための練習です。

状況エクスポージャーを進めるうえで重要なのは、課題の設定のしかたです。不安・恐怖が強すぎることをしようとしても、なかなかうまくいかないでしょう。逆に、ほとんど苦もなくできることばかりしていても、トレーニングにな

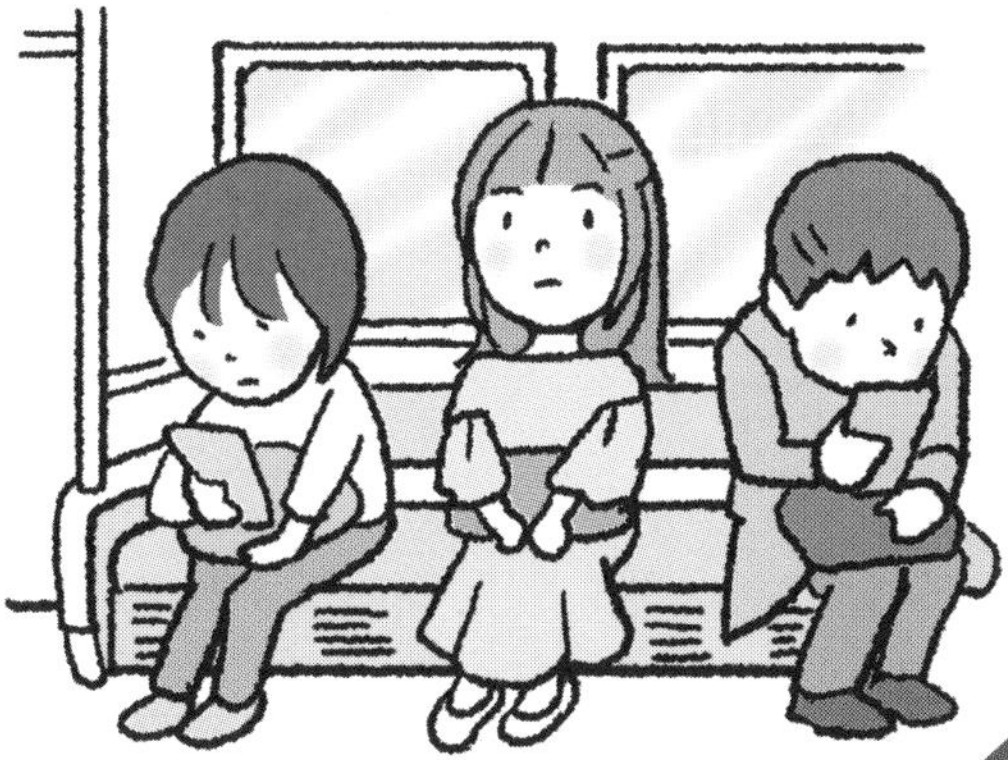

実践

設定した課題に取り組みます。不安・恐怖の高まりを感じたとき、リラクセーション法や注意のコントロール法を試すのはかまいませんが、不安が低下したと感じるまで、その場にとどまるようにします。

記録・評価・課題の再設定

実践したことは記録しておきます。課題がうまく達成できたら、自分をたくさんほめてください。同じ課題をもう一度試し、2回連続で成功したら、その課題の不安・恐怖のレベルは下がったように感じるはずです。次は、よりむずかしい課題に挑戦してみます。

うまくいかなかったら?

設定した課題をこなそうとしたけれど、不安・恐怖が強すぎて途中でやめた、がんばって居続けたら発作を起こしてしまったなどということがあっても、「挑戦した」のは大きな一歩です。不安・恐怖のレベルがもう少し低い課題に設定し直し、挑戦を続けてみましょう。

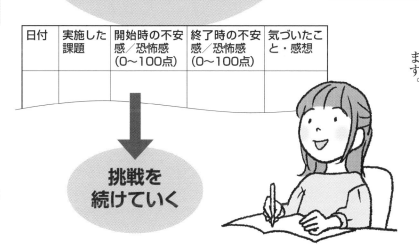

日付	実施した課題	開始時の不安感/恐怖感(0〜100点)	終了時の不安感/恐怖感(0〜100点)	気づいたこと・感想

挑戦を続けていく

りません。不安や恐怖を感じるけれど、おそらくやり遂げられるだろうと思える課題から始め、それがうまくいったら、もう少しむずかしそうなことに挑戦するといったように、徐々に難易度の高いものに挑戦していくことがすすめられます。

状況に慣れる②

「不安階層表」の作り方・活用のしかた

「不安階層表」は、不安を感じる状況を洗い出し、不安のレベルの順に並べて階層化したもの。状況エクスポージャーを進めるためにも、その効果を実感するためにも有効です。

不安階層表の活用のしかた

状況エクスポージャーに取り組む前に、自分で自分の不安階層表を作成します。

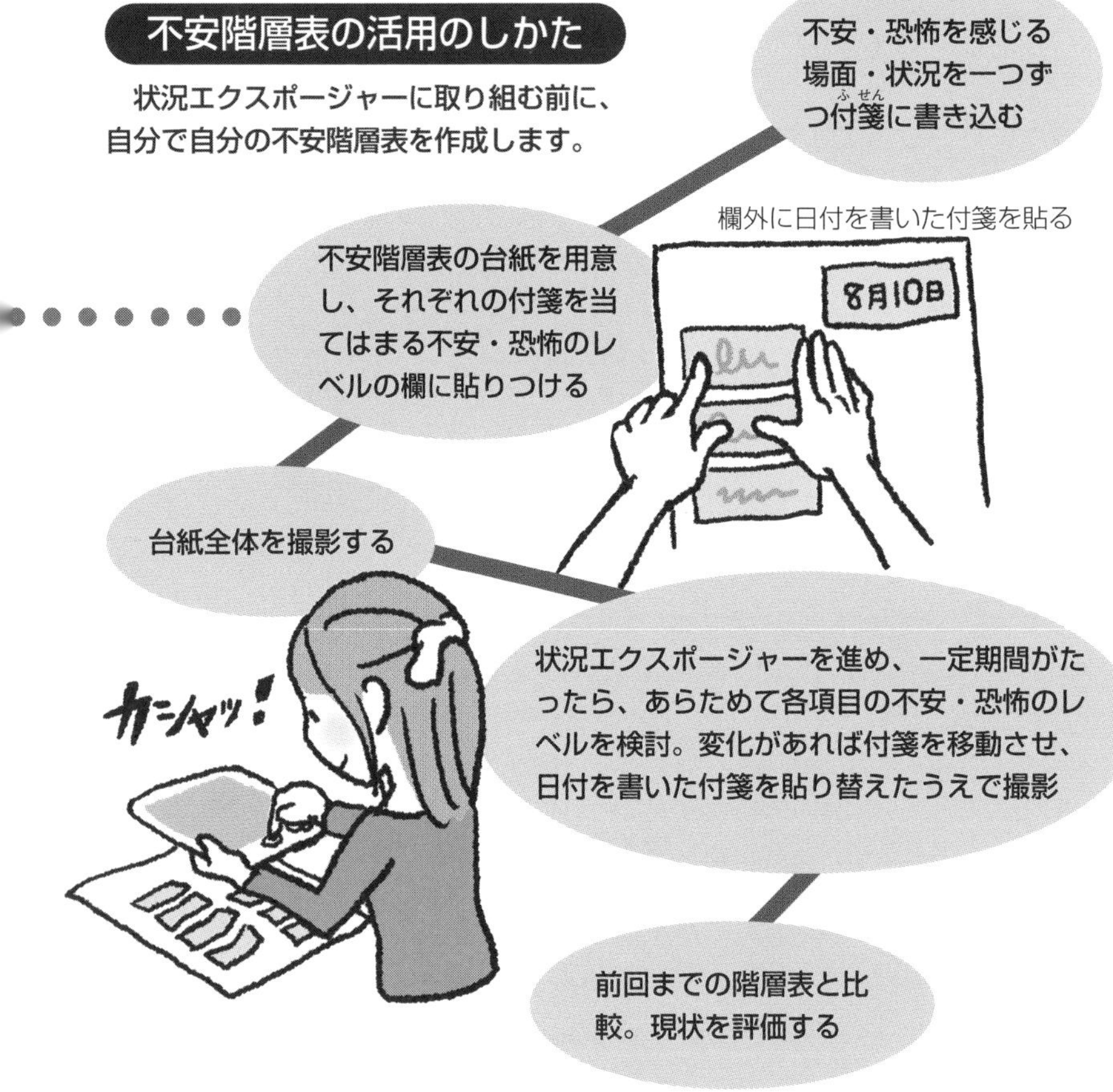

不安・恐怖を感じる場面・状況を一つずつ付《ふ》箋《せん》に書き込む
欄外に日付を書いた付箋を貼る
8月10日
不安階層表の台紙を用意し、それぞれの付箋を当てはまる不安・恐怖のレベルの欄に貼りつける
台紙全体を撮影する
カシャッ！
状況エクスポージャーを進め、一定期間がたったら、あらためて各項目の不安・恐怖のレベルを検討。変化があれば付箋を移動させ、日付を書いた付箋を貼り替えたうえで撮影
前回までの階層表と比較。現状を評価する

適切な課題設定にも、成果を知るのにも役立つ

不安階層表は、エクスポージャーの課題を設定するために欠かせないものですが、作成作業を通じて、自分がどんなことに不安を感じているのか、その状況をどんなふうにとらえているのか、自分の考え方やとらえ方に気づくことができます。

また、状況エクスポージャーを重ねながら定期的に階層表を見直せば、取り組みの成果がわかります。以前には不安・恐怖のレベルが80くらいだったことが、今は60くらいになったなどという変化をみれば、成果が実感でき、取り組みを続けるモチベーションを維持するのにも役立ちます。

不安階層表

100：最も強い不安や恐怖、不快感があり、避けてしまいたくなる
0：まったく不安や恐怖、不快感が起こらず、リラックスした状態を保てる

○月○日

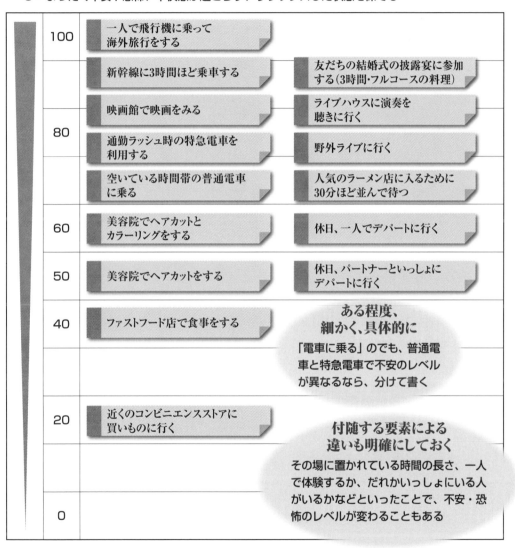

100	一人で飛行機に乗って海外旅行をする	
	新幹線に3時間ほど乗車する	友だちの結婚式の披露宴に参加する（3時間・フルコースの料理）
80	映画館で映画をみる	ライブハウスに演奏を聴きに行く
	通勤ラッシュ時の特急電車を利用する	野外ライブに行く
	空いている時間帯の普通電車に乗る	人気のラーメン店に入るために30分ほど並んで待つ
60	美容院でヘアカットとカラーリングをする	休日、一人でデパートに行く
50	美容院でヘアカットをする	休日、パートナーといっしょにデパートに行く
40	ファストフード店で食事をする	
20	近くのコンビニエンスストアに買いものに行く	
0		

ある程度、細かく、具体的に

「電車に乗る」のでも、普通電車と特急電車で不安のレベルが異なるなら、分けて書く

付随する要素による違いも明確にしておく

その場に置かれている時間の長さ、一人で体験するか、だれかいっしょにいる人がいるかなどといったことで、不安・恐怖のレベルが変わることもある

不安階層表の台紙は、稲田クリニックのホームページ（「治療支援ツール」のページ）からダウンロードすることも可能（https://www.inada-clinic.com/tools/anxiety_hierarchy.pdf）

COLUMN

復職は「自然な意欲」がわいてから考える

▼復職可能と考えられる目安

症状の軽減
倦怠感はなく、集中力が回復している

日常生活
起床・日中の活動・就寝の生活リズムが整い、生活を楽しめている

就労意欲
「なにかしたい」「働きたい」という自然な意欲があり、焦りはない

セルフケア
自分の体調管理のポイント、調子が悪いと感じたときの対応のしかたを理解している

症状の安定
これらを満たした状態が、少なくとも1ヵ月以上続いている

準備が不十分なままでは再発するリスクが高まる

休職、もしくは退職して療養生活を送っていた場合、「そろそろ仕事をしたいな」と無理なく思えるようになったら、就労に向けた具体的な準備を始めるよいタイミングです。

十分に回復しないまま焦って復職すると、再発リスクはいちじるしく高まります。将来への不安をかかえつつも、生活スタイルそのものはある程度自由であった療養中と、就労後では生活が一変します。早起きをして通勤し、決まった時間、体も頭も気も使いながら仕事をしていくわけですから、負担の差は歴然としています。いきなり高い壁を登ろうとして挫折してしまわないよう、意欲が十分にわいてから取り組み始めること、そのうえで、登りやすくなるように、少しずつならしていくことが必要です（↓P90）。

復職時は、主治医の診断書に加えて意見書や、産業医との面接が求められたりすることもあります。復職支援のプログラムがあるかどうかなど、職場によって対応はいろいろです。勤務先の制度などを確認し、活用するようにしましょう。

第5章

不安と症状を軽くするヒント

パニック症からの回復は、一筋縄ではいかない場合もあります。
だからこそ、日々の生活のなかで注意したいのは
調子がよいからといって、無理を重ねないこと、そして
思うように回復しないと感じても、投げやりにならないことです。
発作への不安・恐怖にとらわれない暮らし方を実践していきましょう。

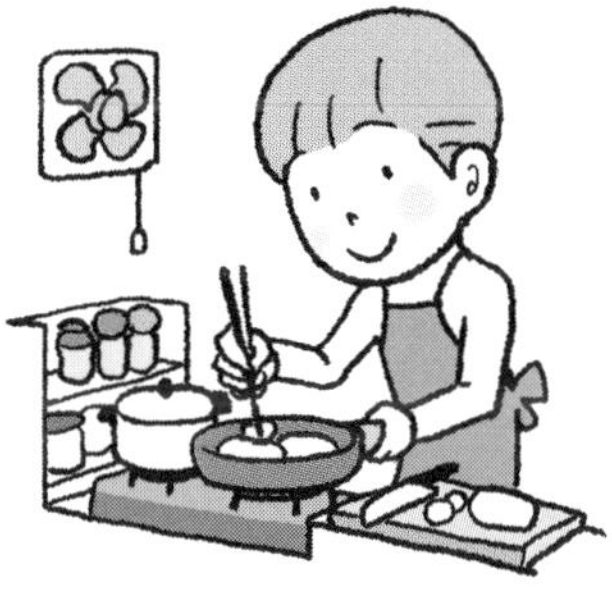

ケース⑤

そろそろ職場に戻りたい。不安はあるけど前とは違う！

しっかり治療を続けたことで回復を実感しているAさんは、元の職場に戻ることに。どんな生活が待っているでしょう？

1

通院以外は家で過ごすことが多かったAさんですが、最近は、意識的に出かけるようにしています。出かけた先でいきいきと働いている人の姿を目にするたびに、「自分も……」と、働きたい気持ちが高まっています。

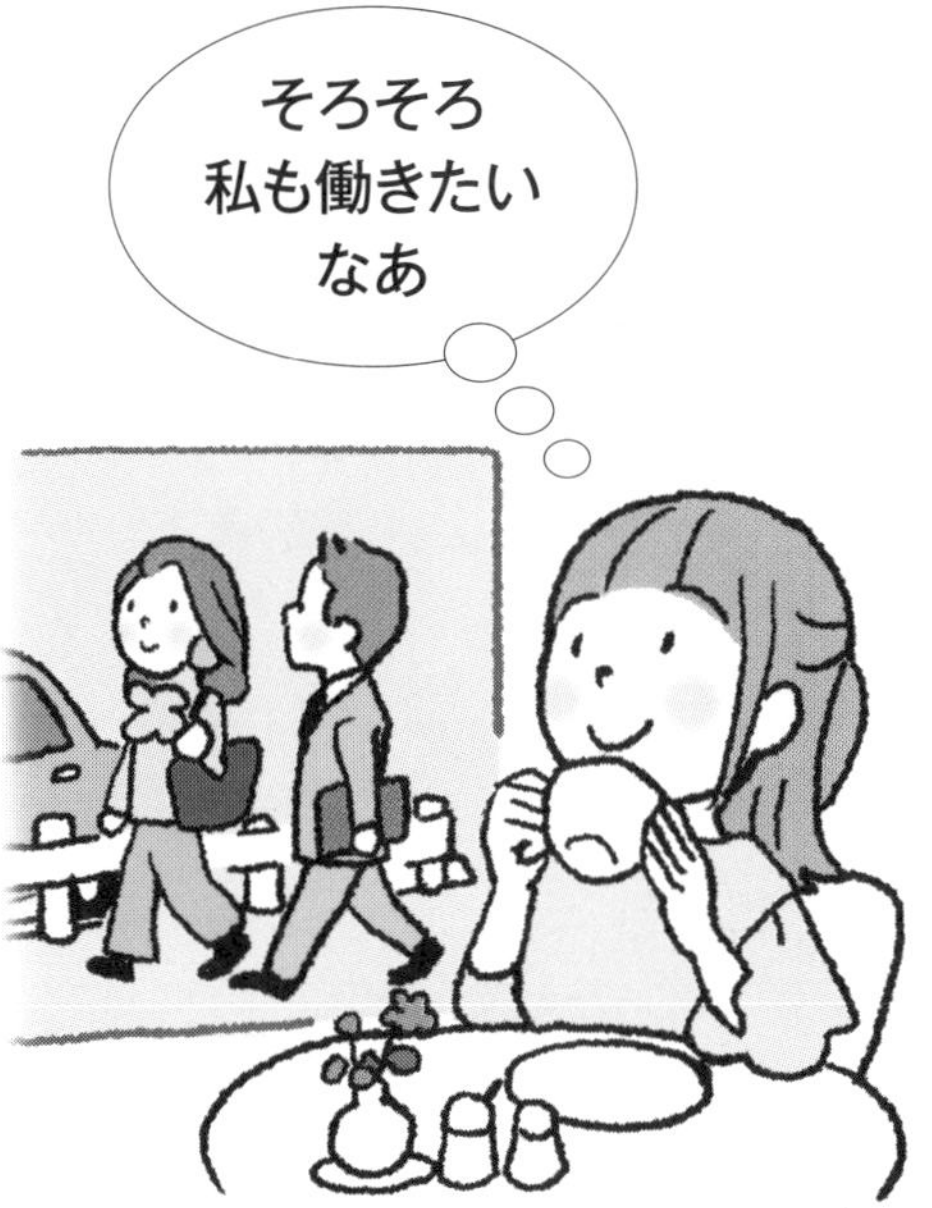

そろそろ私も働きたいなあ

2

主治医にも意見を聞き、復職に向けた取り組みを始めることにしたAさんは、上司に連絡をとり、元の職場を訪れました。

職場の制度を活用し、最初は出勤日を減らしたうえで時短勤務に、様子をみながら週5日、定時勤務に、ということになりました。

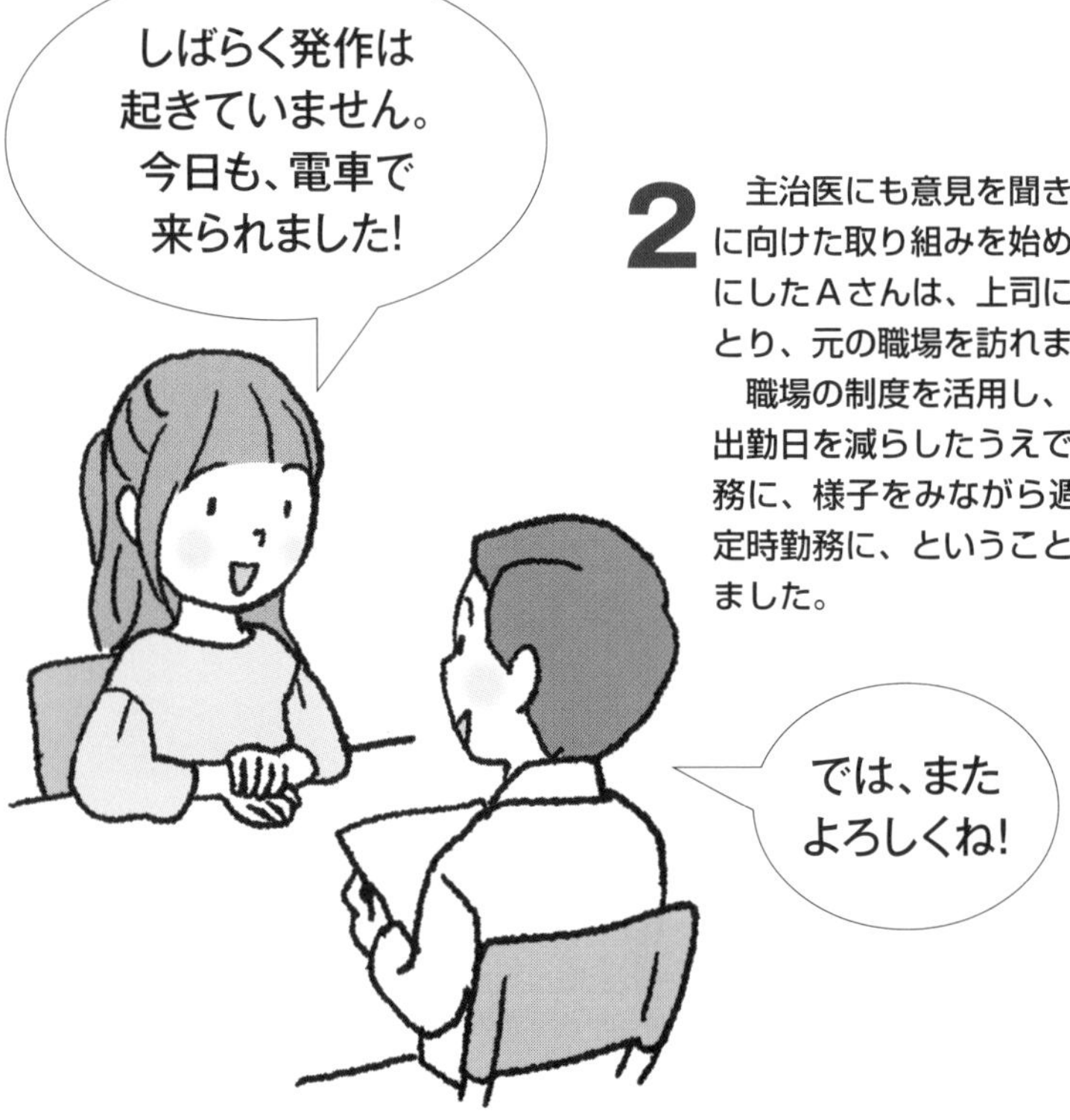

しばらく発作は起きていません。今日も、電車で来られました!
では、またよろしくね!

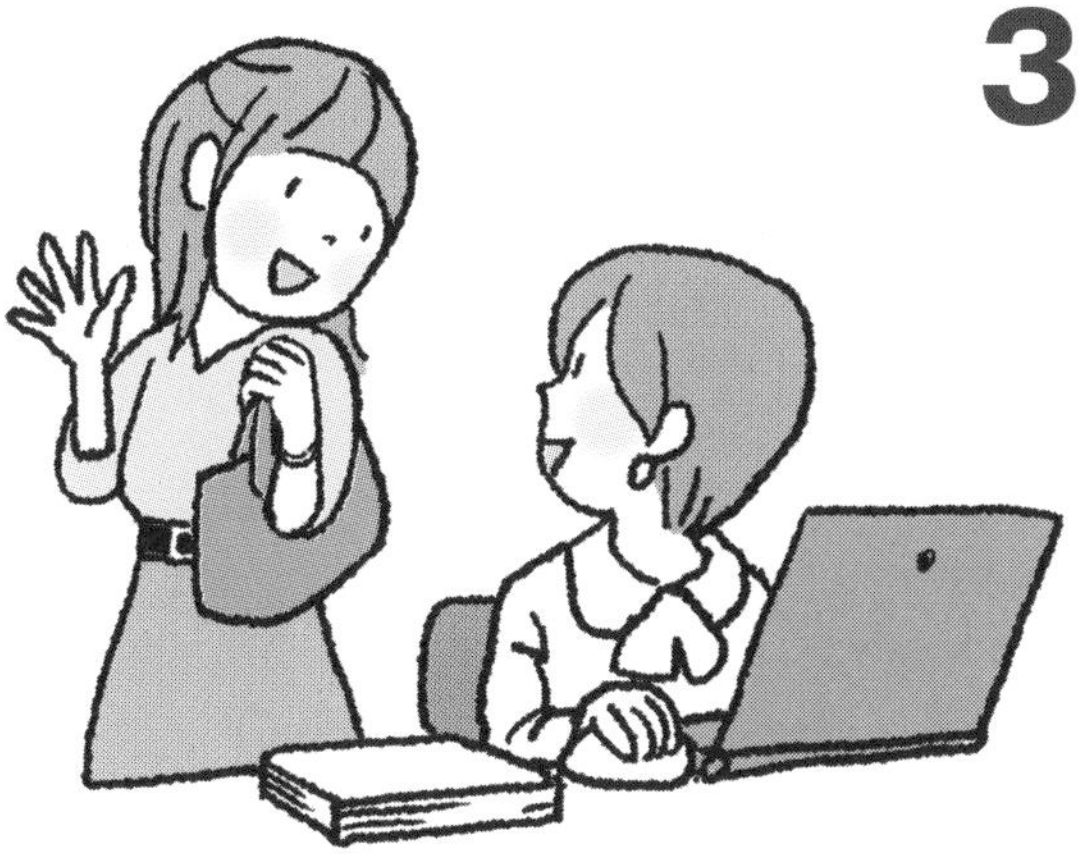

3

Aさんは、無事「ならし」の期間を終え、通常勤務に戻りました。休職前は深夜まで残業することもありましたが、今は定時で切り上げています。先輩方より早く帰るのは気が引けますが、主治医からも「無理はしないこと」と言われていますので、ここは大人しく従っています。

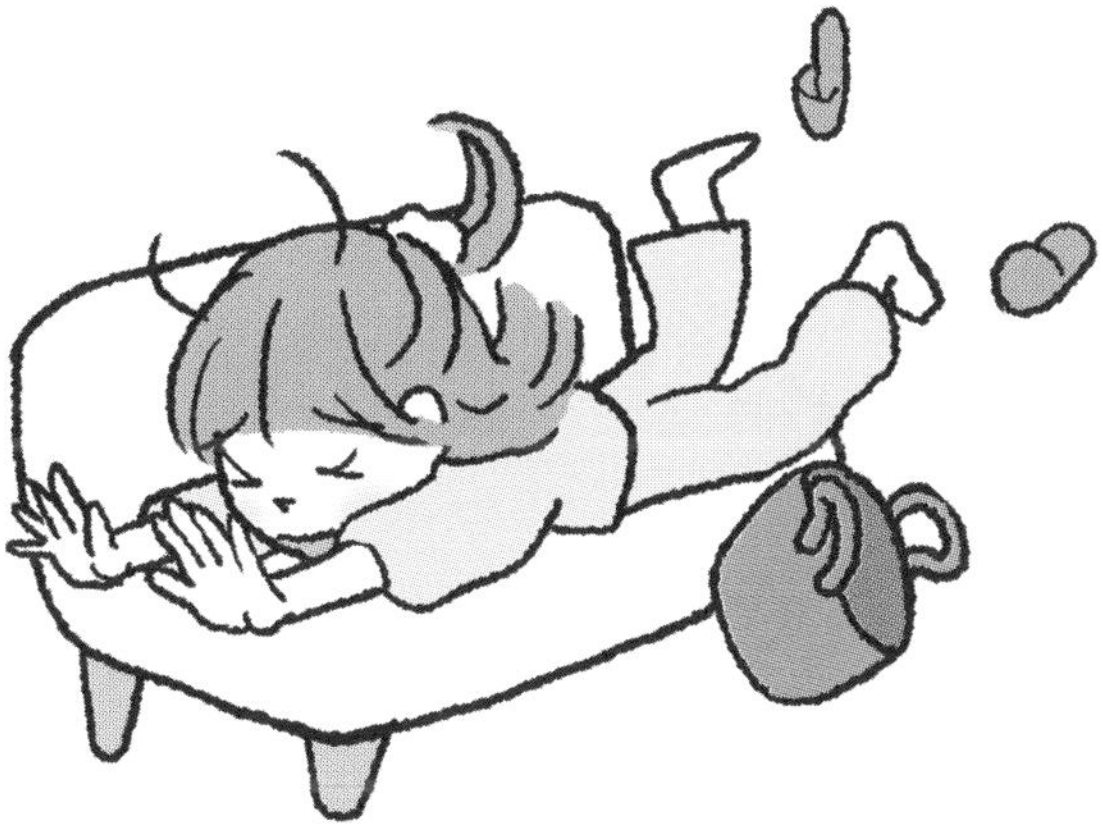

4

今のところ、発作を起こすことはなく、発作への不安で頭がいっぱいになることもありません。ただ、久しぶりの通勤生活は疲れます。定時で帰っても、家に帰る頃にはへとへとです。

焦らず、ゆっくり、自分が快適に過ごせるペースをみつけていきましょう！

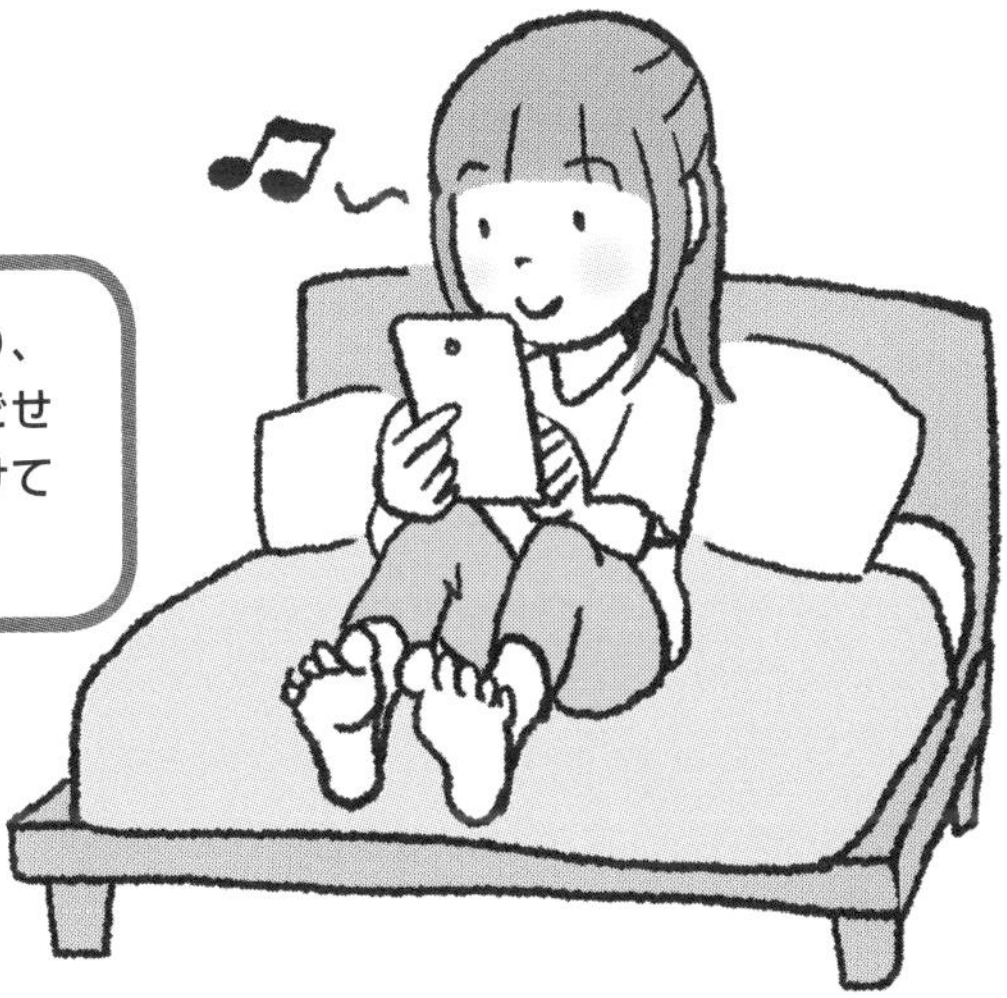

5

帰宅後は、SNSでやりとりをしたり、動画をみたり、音楽を聴いたりして、のんびり過ごすのが、Aさんの日課です。

パニック症にならなければ、休職せずに働き続けていたら、もっと責任のある仕事ができていたかもしれない――などと思う一方で、まだまだ人生これから、という気もしています。まずは働き続けられるよう、自分に適したペースをみつけようとしているAさんです。

生活の基本

十分な睡眠と規則正しい生活を心がける

交感神経の高ぶりは、過呼吸やパニック発作に結びつきやすくなります（→P32）。生活リズムを整え、自律神経の働きを安定させることは、状態の安定につながります。

守り続けるのは意外にむずかしい

　生活リズムが崩れると、自律神経の働き方のバランスは不安定になりがちです。調子がよくなってきても、不眠不休で働くなど、心身に過剰な負担がかかるような過ごし方は避けてください。

　生活リズムを整えるためのポイントは、健康を保つうえで常識ともいえることばかりですが、それを守り続けるのは意外にむずかしいものです。

　うつ症状が強いなど、療養が必要な時期には体が欲するまま休むことも必要ですが、日常生活が送れているのであれば、意識的に生活にメリハリをつけていきましょう。

十分な睡眠を規則正しくとる

　睡眠は、生活リズムをつくる基本です。寝つきが悪い、夜中に何度も目が覚める、朝早くに目が覚めて寝つけなくなるなど、睡眠に関する悩みがあるときは、まずは生活の見直しを（→P93）。それでも改善しなければ、主治医に相談しましょう。場合によって薬の助けを借りたほうがよいこともあります。

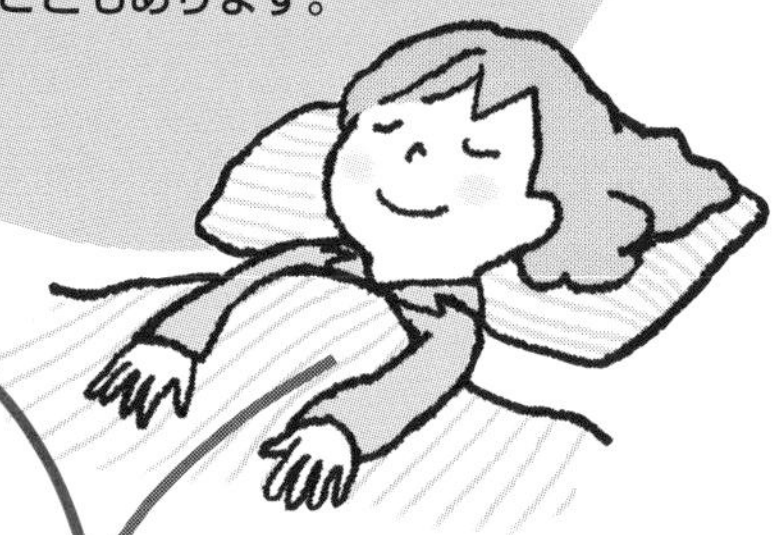

生活リズムを整えよう

　パニック発作と関連が深い自律神経は、日中は交感神経が優位に働き、夜間は副交感神経が優位に働きます。自律神経の働きを乱さないためには、生活リズムを守ることが大切です。

▼自律神経の働き方の模式図

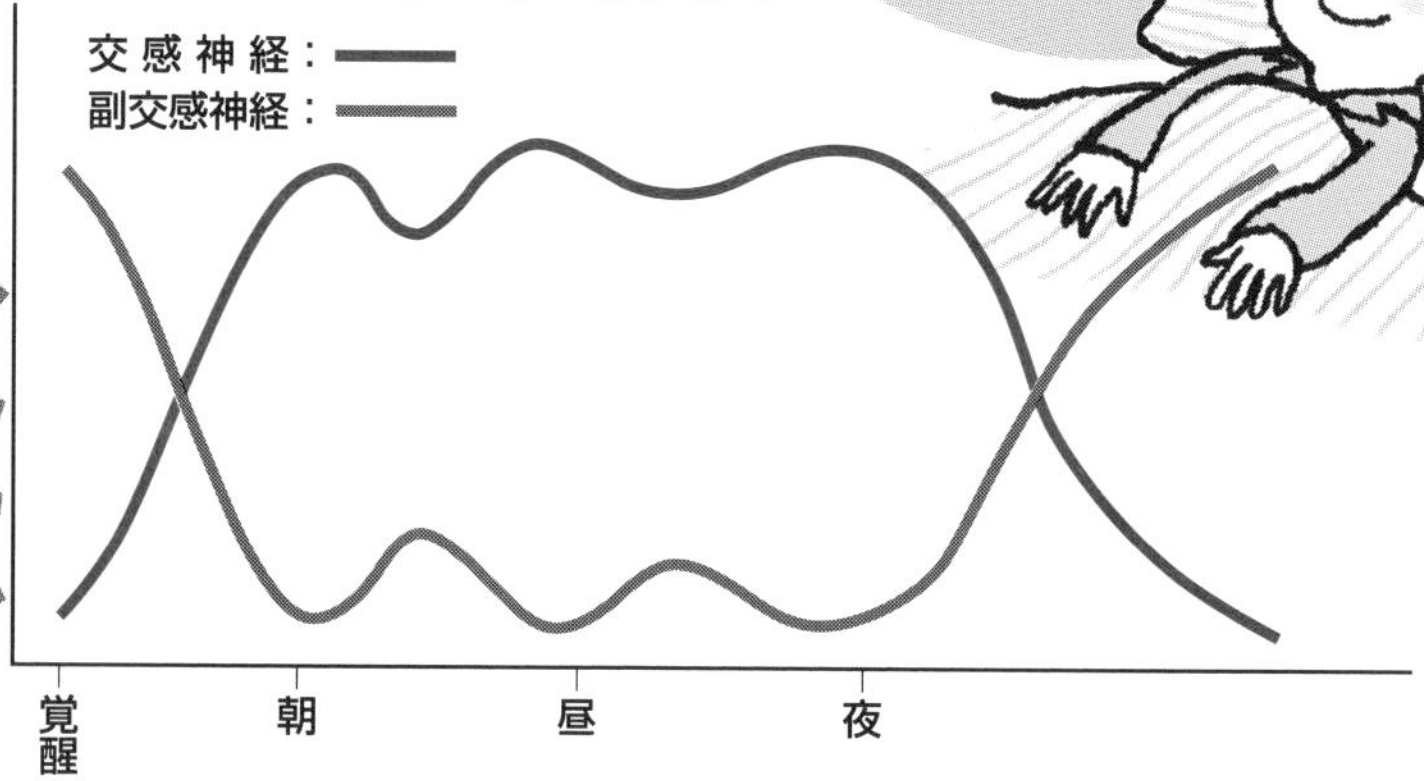

過剰なストレスは避ける

過労や過剰なストレスは、交感神経の高ぶりをまねきます。仕事でも遊びでも、夜遅くまで活動を続けるのはストレスになります。夜間は、心身ともにゆっくり休めるよう、意識的にリラックスモードに切り替えていきましょう(→P92)。

食事の時間を守る

食事は、活動のためのエネルギー源となるだけでなく、生活の「拍」となるもの。決まった時間にとることで、リズムが整いやすくなります。

とくに朝食は、活動モードに切り替えるスイッチになります。きちんととりましょう。

適度な運動を習慣化する

日中、体を動かすことで活動と休息のメリハリをつけましょう。とくに、ウォーキングやランニングなど、息が弾むような有酸素運動を適度におこなう習慣をつけることは、パニック症やうつ症状の改善にも有効とされています。

身体感覚に慣れることにもなる

運動にともなって生じる心拍数や呼吸数の高まりは、パニック発作時の症状に似ており、そのまま発作につながっていくのではないかと心配になるかもしれません。体に負担がかからないよう、運動を制限している人もいるでしょう。

しかし、運動によってさまざまな身体感覚を経験することは、内部感覚エクスポージャーをおこなうのと同等の効果が期待できます。

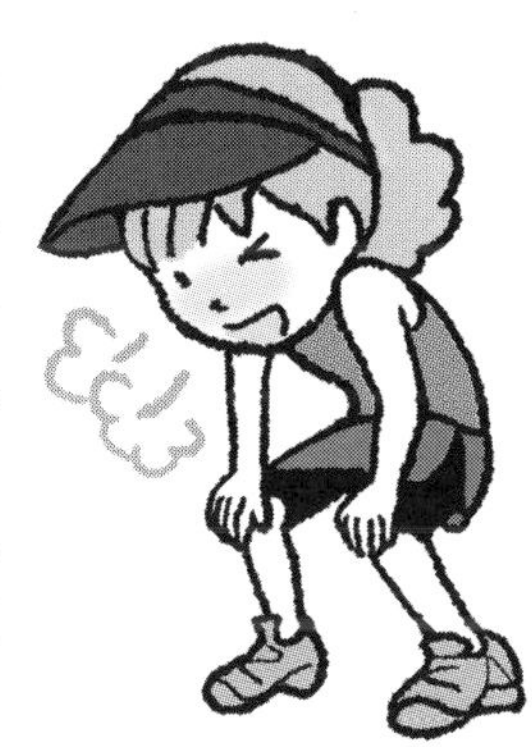

起床時間は早めに

起床時間は、早め・一定に。早起きは早寝の習慣につながります。起床時間を守ることで、生活や体のリズムが安定しやすくなります。目が覚めたら、カーテンを開けて日光を浴びることで、活動モードに切り替わりやすくなります。

焦らず着実に。一歩一歩進めよう

復職可能と判断されるくらいまで回復したからといって、すぐに発病前と同じように働けるわけではありません。少しずつ、就労に向けて心身をならしていきましょう。

復職に向けた取り組み方

復職に関するルールや支援のあり方は職場によって異なりますが、職場の制度がどうであれ、自分でできる取り組みもあります。

復職の希望

復職可能と考えられる目安をクリアしていれば、復職に向けた取り組みを始めましょう（→P84）。

在宅でリハビリ

うつの程度が強く、療養中、寝てばかりいたなどという場合には、家事に取り組むことが復職に向けたリハビリになります。

家事は単純そうにみえるかもしれませんが、するべきことがいくつもあるため、段取りが重要です。集中力や判断力も要します。スムーズにこなせるようになれば、仕事にも役立つでしょう。

洗濯

掃除

買いもの

調理

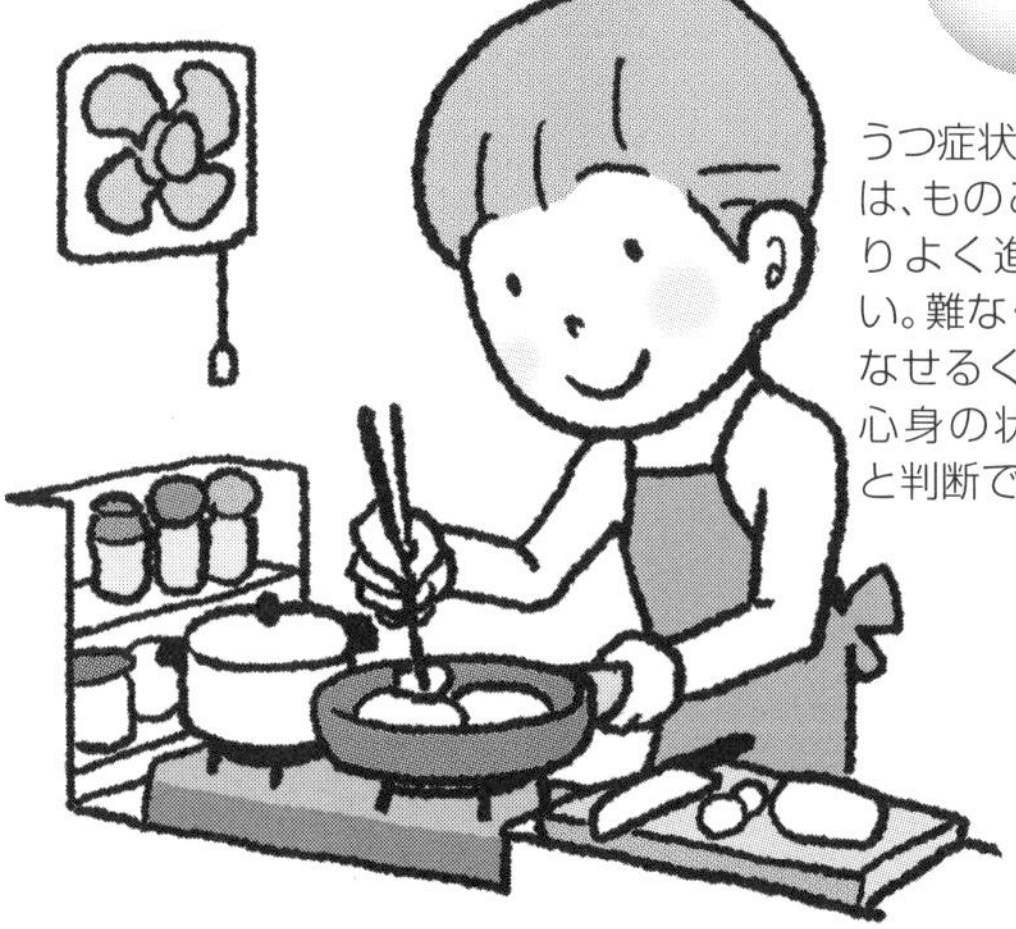

うつ症状が強いときは、ものごとを段取りよく進められない。難なく家事をこなせるくらいなら、心身の状態は良好と判断できる

スモールステップ&スローペースで進めよう

復職後、休職による遅れを取り戻さなければという思いを強くも

復職に向けた訓練

復職に向けた段取りや手順は、職場の人とよく相談しましょう。復職に向けた取り組みを支援するために、集団形式のリワーク・プログラムを実施している病院や施設もあります。そうした通所型プログラムに参加し、復職を目指す方法もあります。

①仕事に関する勉強

仕事に関する資料などに積極的に目を通したり、仕事道具などの手入れをしたりする

②通勤訓練

1週間（休日を除く）、出勤の時間に合わせて起床し、出勤時と同じように身支度をして、同じルートで職場の近くまで行く

③試し出社

休職中、通常の勤務時間に会社に行き、業務にあたらない自主的な勉強などをして社内で過ごす

調子が悪くなったら……

復職の時期を再考するか、少しずつ職場関連の刺激に触れる練習をする

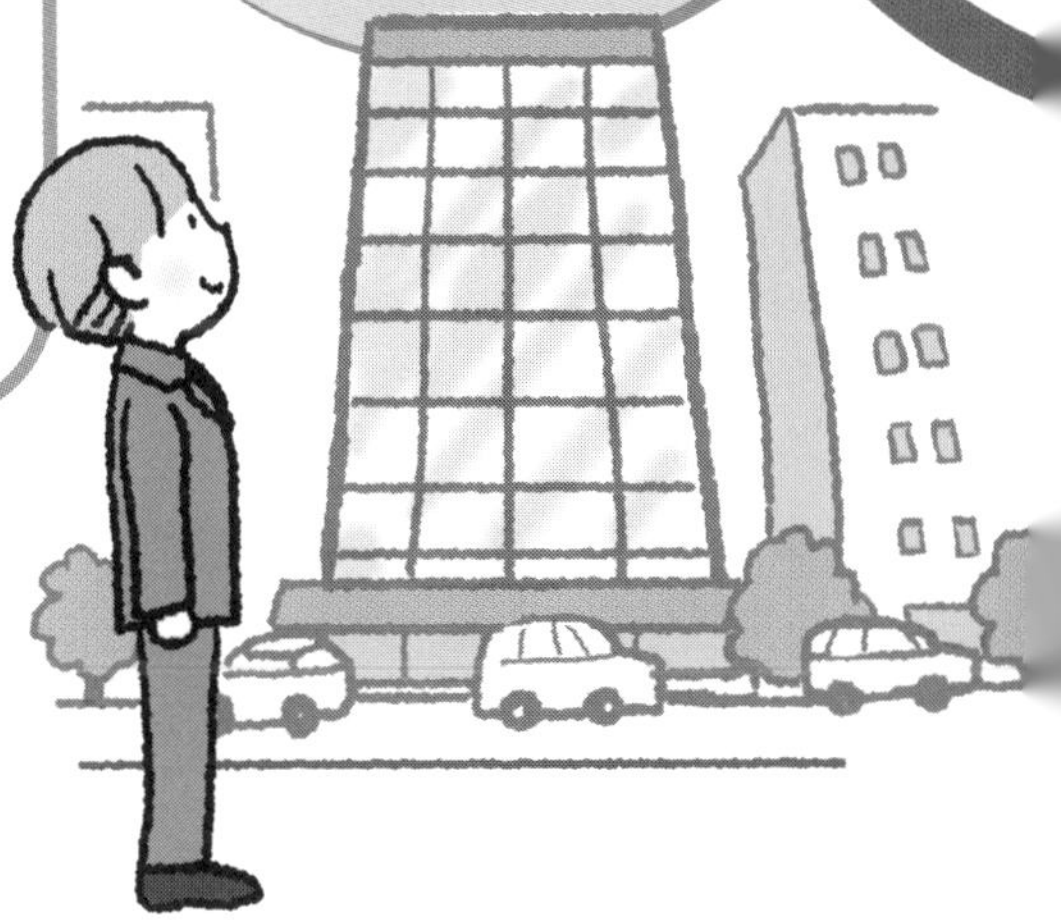

時短出勤など

復職後、しばらくは時短勤務や、勤務日数を減らしたり（ならし出勤・段階出勤）、残業や出張などの一部業務の制限をおこなったり（就労制限）することが可能な職場もあります。そうした配慮が受けられるかどうか、相談してみましょう。

通院・服薬は継続する

復職してもしばらくは休職時と同じように通院し、同じように薬物療法を続けるようにしましょう。通院・服薬の中断は、病気の再発や再休職をまねく最大の要因です。

とくに復職後すぐに薬を飲まなくなると、症状が悪化した場合、断薬による影響か復職したことによる影響かわからなくなってしまいます。復職後、仕事の内容やペースが安定し、心身の状態も安定していれば、減薬の検討は可能です。

つ人もいますが、仕事の実績や評価はこれから何年もかけて定まっていくもの。焦って無理を重ねれば、病気の再発、再休職などということにもなりかねません。

仕事量や勤務時間は、少しずつ、ゆっくり増やしていけるよう調整していきましょう。

緊張を解きほぐす「癒やしの時間」をつくる

過労や睡眠不足、過剰なストレスは、パニック症を悪化させる要因になります。発作の頻度にかかわらず、疲れをためないようにしましょう。それが状態の安定につながります。

自分の危険サインを見逃さないで

心身に負担がかかり、体調に異変が生じ始めたときには、さまざまな面でストレス反応が生じます。

以下に示すのは、ブレーキをかけるべき典型的な危険サインです。これに加え、自分にとっての危険サインはなにか、これまでの歩みをふり返りながら考えてみましょう。

身体反応

- □頭痛・肩こりがある
- □疲れやすい
- □眠れない
- □食欲がなくなる

心理的反応

- □イライラする
- □いつも楽しんでいたことが楽しいと感じられない

行動

- □飲酒の頻度や量が増える
- □するべきことができなくなる

認知

- □段取りが悪くなる
- □次になにをするべきかわからなくなる

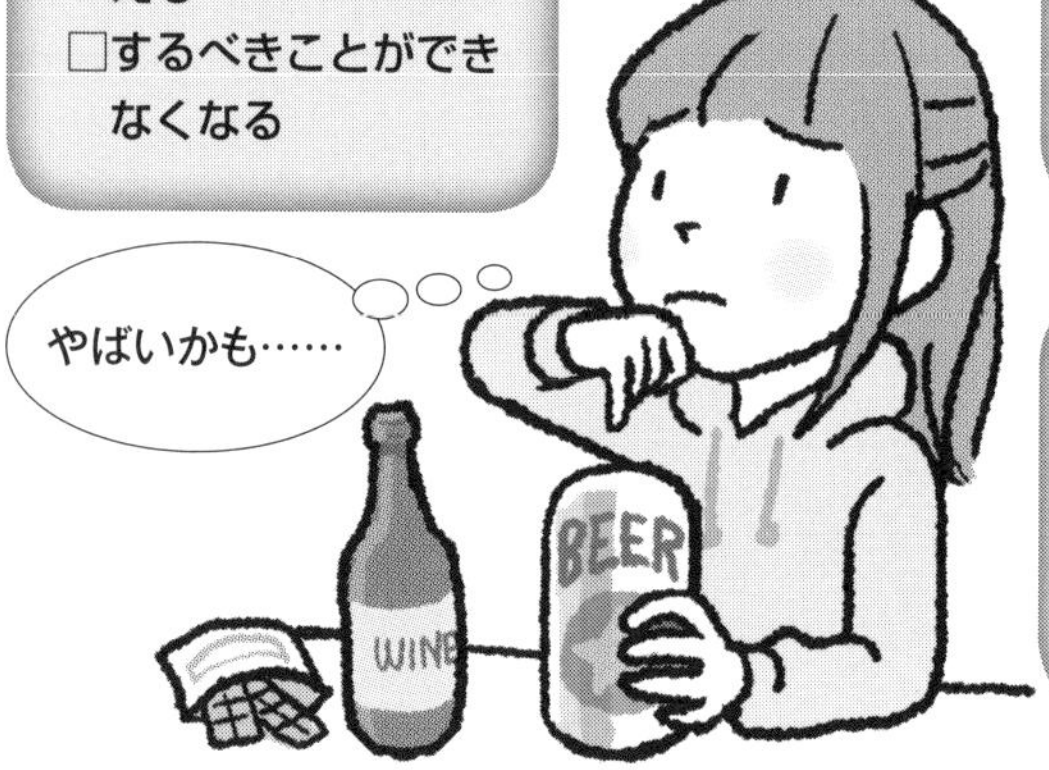

調子がよいからと無理をしすぎない

回復のしかたは一直線ではありません。とくに広場恐怖やうつ病を合併している場合、よくなったり、悪くなったりをくり返すこともあります。

調子がよいときほどがんばりすぎてしまいがちですが、「これ以上、無理をしてはいけない」という状態は自分自身でしっかり見極め、危険サインを感じたら、仕事のしかた、生活のしかたを見直すことが大切です。

仕事上でも日常生活においても、一定のストレスはあるものですが、心身に負担をかけすぎないようにすることが、症状の再燃、病気の再発の防止につながります。

ゆったり過ごす時間をもとう

ストレスはあっても、それがずっと続かなければよいのです。ゆったりとリラックスできる「癒やしの時間」を意識的につくり、ストレスがもたらす緊張感をやわらげていきましょう。

仕事も遊びもほどほどに

仕事モードと休息モードを、意識的に切り替え、好きなことをしてリラックスする時間は、仕事についてあれこれ考えないようにしましょう。

だからといって、「思いっきり遊ぼう」と、次の日まで疲れを残したりするような遊び方はすすめられません。あまり負担がかからずに、リラックスできる過ごし方を考えます。

「気持ちがよい」ことを増やそう

リラクセーション法のほか、入浴、アロマ、友だちとのおしゃべり、音楽など、なんでも「気持ちがよい」「楽しい」と感じられることを増やしましょう。ゲームなどは、深夜にまで及ばないように注意してください。

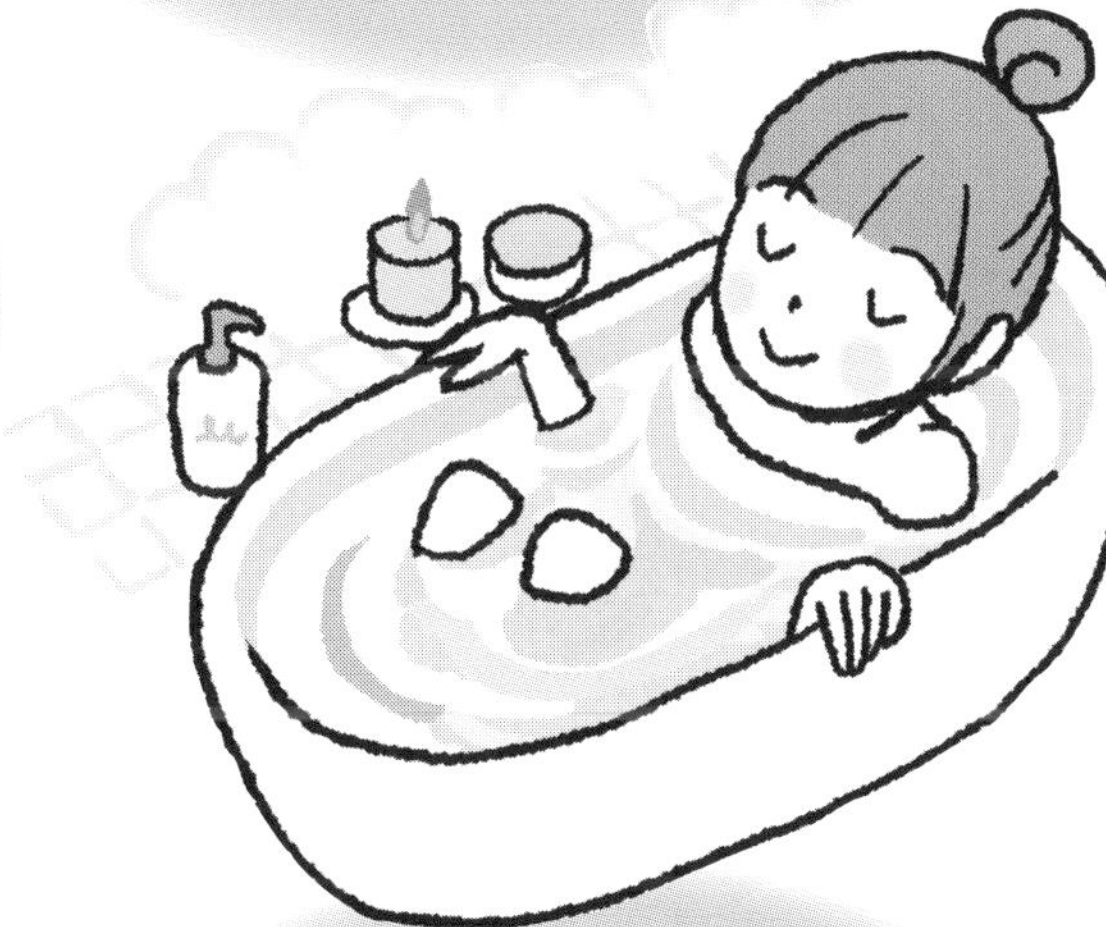

眠りに不満があるときは……

- 夕食後のカフェイン摂取を控える
- 食事は少なくとも就寝の2〜3時間前に終わらせる
- 昼寝をする場合は、午後3時までの間に20〜30分間程度に
- それでもダメなら、主治医に相談して薬を処方してもらう

服薬中の飲酒は要注意

お酒には気持ちをリラックスさせる効果があるため、適量であればストレスを解消する手段となりますが、病状の悪化を飲酒で紛らわしていると、治療を遅らせる原因になります。

「飲むとよく眠れる」と勘違いしている人もいますが、眠りは浅くなってしまいます。睡眠薬がわりにお酒を飲むのはやめましょう。

なお、抗不安薬の服用中は禁酒が原則です。併用するとどちらの作用も強くなりすぎ、ふらつきや転倒、脱抑制といわれるふだんはしないような行動に結びつくおそれがあります。

人とかかわる

だれかと話すだけで楽になることもある

自分の病気のことを、だれにどこまで話すか迷うこともあるでしょう。「言っても理解されないだろう」という気持ちが強いかもしれませんが、話すことで楽になる場合もあります。

「カミングアウト」をためらう理由

パニック症の患者さんは、周囲に自分の病気のことを伝えること、つまりカミングアウトすることにはためらいを覚えがちです。

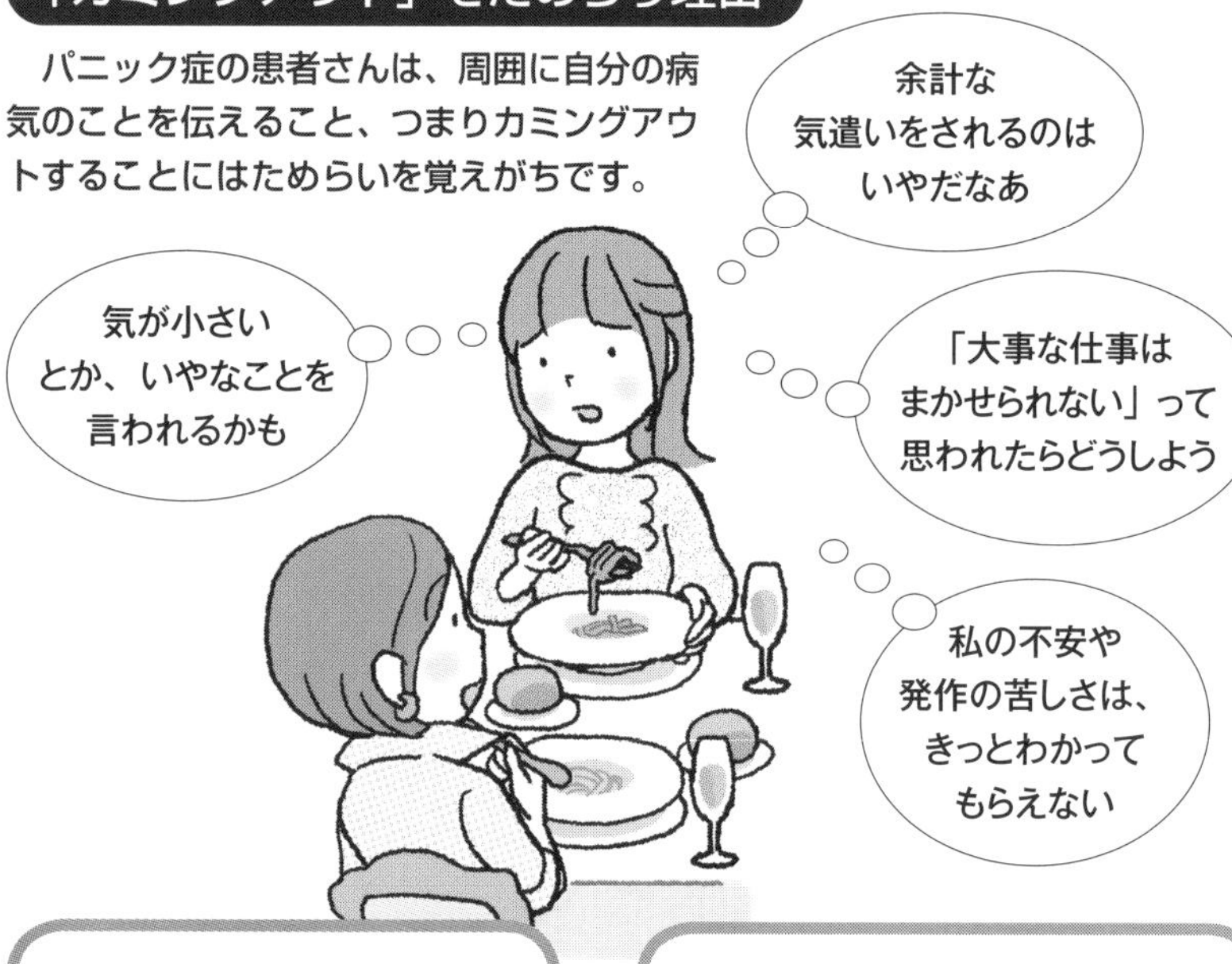
余計な気遣いをされるのはいやだなあ
気が小さいとか、いやなことを言われるかも
「大事な仕事はまかせられない」って思われたらどうしよう
私の不安や発作の苦しさは、きっとわかってもらえない

「言わない」メリット

「特別扱い」されずにすむ

「言わない」デメリット

回避性の行動をとる理由が相手にはわからないなど、人とのつきあいに「溝」が生じやすい

どちらを優先するかは人それぞれだが、「言わない」ことは孤独感につながりやすい

「知られたくない」思いが孤独感を強めてしまう

日常生活には支障がない状態を保っている場合、まわりの人に自分がパニック症であることを告げる機会は訪れにくいかもしれません。ただ、カミングアウトしていない場合、理由を告げないまま、苦手な状況を回避し続けた結果、「あの人は誘っても来ない」「つきあいが悪い」などと思われるようになるおそれもあります。発作そのものより、「知られたくない」という思いが人とのかかわりを減らし、孤独感を生み出しやすいのです。

孤独感は、不安やうつ症状を強めてしまいます。話をしやすい人には自分の病気のことを話してみるとよいでしょう。理解してくれる人はきっといます。気持ちが楽になるだけでなく、「人に説明する」ということが、自分の状態をふり返るよい機会にもなるでしょう。

隠さずに話してみよう

「どうせわかってもらえない」などと決め込まず、不安があるときは「じつは私、こういう状況だとパニックになりやすくて……」などと、話してみましょう。近年、パニック症という病名は広く知られるようになりました。理解してくれる人も多いでしょう。

家族・パートナーと話す

自分の思いを率直に伝えましょう。本書を読んでもらえば、理解を得やすくなります。

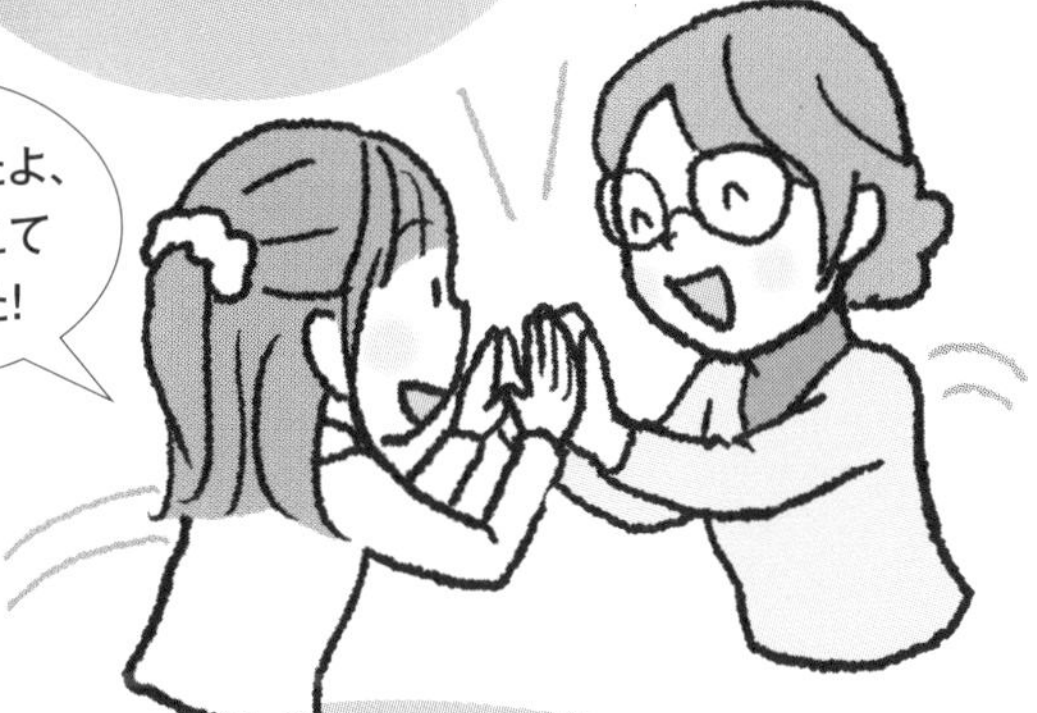

遠くまで来てくれて、ありがとう。がんばったね!
がんばったよ、私! 会えてよかった!

関係者に話す

仕事の関係者には、事情を伝えておけば、仕事量の調整などをお願いしやすくなります。

また、飛行機を利用する際は、予約時にパニック症であることを伝えておくと、座席の配慮などをしてもらえることがあります。

患者どうしで話す

パニック症を患う人が集まってつくる患者団体・患者会は複数あり、講演会・茶話会などを開催しているところもあります。インターネットで検索し、参加してみるのもよいでしょう。

友だちに話す

日頃から「聞き上手」の人には、思い切ってカミングアウトしてみましょう。エクスポージャーにも協力してもらいやすくなります。意図的に家族以外にも、人づきあいの輪を広げていきましょう。

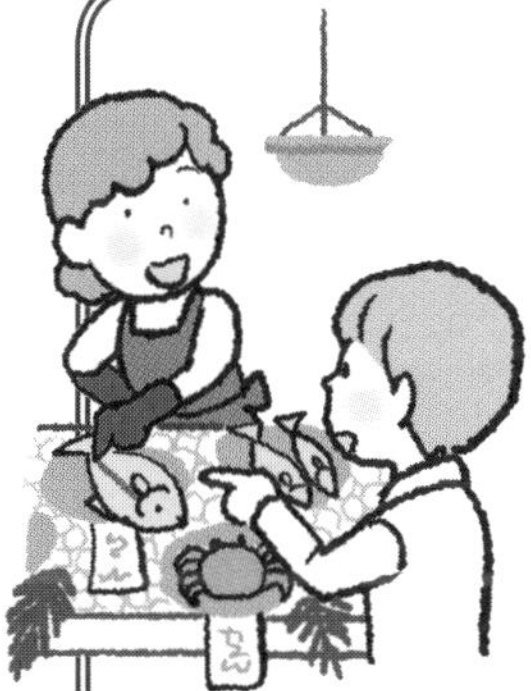

コミュニケーションのリハビリが必要なことも

療養に専念するような病状の場合、人と会うことが億劫《おっくう》になり、以前より人づきあいが減ることが多いでしょう。そうした時間が続くと、人と会うことが怖くなったり、なにを話せばよいかわからず、余計に人と会いたくなくなったりすることがあります。

こうした場合、だれかと約束して会おうとするより、

- 近所の人とすれ違ったときに挨拶をする
- 店員さんに、商品についての質問をする

など、ちょっとしたやりとりをする練習が、よいリハビリになります。

まわりの人へのお願い

周囲の理解が心の支えになる

診断がつく前も、ついた後も、そして仕事などを休む事態になったりすれば、本人のみならずまわりの人の不安・心配も募ることでしょう。正しい知識をもつことが不安を減らす力になります。

本人を追いつめる対応

病気に対する知識のなさは、本人を追い込む対応につながりやすくなります。

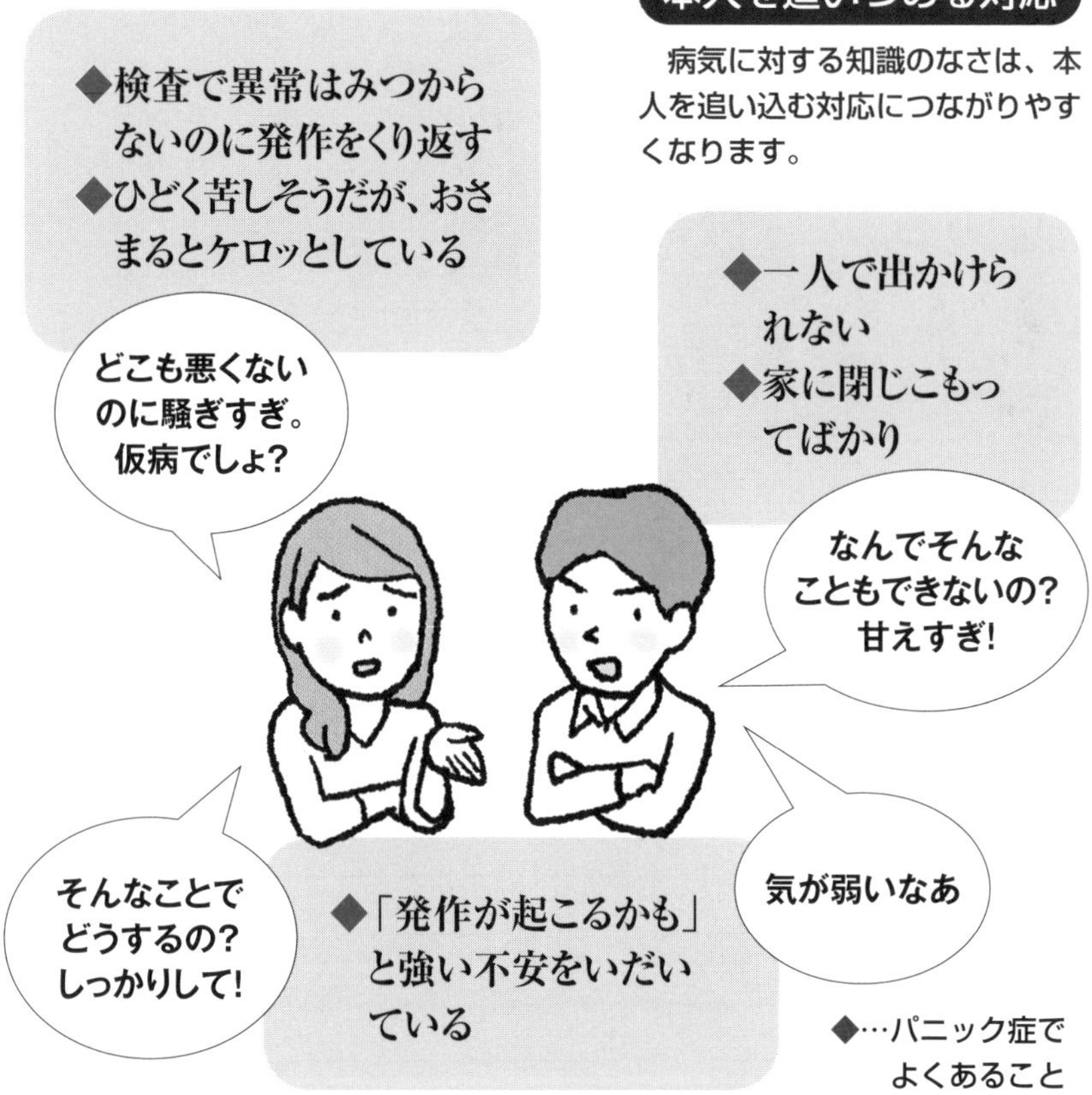
◆検査で異常はみつからないのに発作をくり返す
◆ひどく苦しそうだが、おさまるとケロッとしている
どこも悪くないのに騒ぎすぎ。仮病でしょ?
◆一人で出かけられない
◆家に閉じこもってばかり
なんでそんなこともできないの? 甘えすぎ!
そんなことでどうするの? しっかりして!
◆「発作が起こるかも」と強い不安をいだいている
気が弱いなあ

◆…パニック症でよくあること

本人といっしょに病気についての理解を深めよう

検査をしても異常はないのに発作をくり返すこと、あるいは発作を起こすことはめったになくなったのに、「発作が起こるかもしれない」とひどく心配していること、起こるかどうかわからない発作を避けるために制限だらけの生活を送っていること——それらはパニック症の特徴そのものですが、はたで見守る人にとっては理解しにくく、不安や心配が募る一方で、歯がゆい思いをもつこともあるでしょう。

身近な家族などが心配し、不安になるのは自然なことですが、それをあらわにするだけでは、本人の不安や心配も募るばかりです。本人に気をつかいすぎると、かえって本人は心苦しく感じることもあります。力を抜いて、本人といっしょに病気についての理解を深めていきましょう。

安心感を与える存在になろう

身近な人が病気への理解を深め、落ち着いて対応していくことは、患者さんの大きな支えになります。

本人の話を否定せずに聞く

まずは本人の話をゆっくり聞きましょう。パニック症の場合、発作が大きくなっていくしくみや、死に至る症状ではないことを知るのは大切ですが、正しい知識を一方的にまくしたてるだけでは、本人の不安な気持ちの行き場がなくなってしまうこともあります。「いっしょに学ぶ」姿勢が大切です。

「○○のせい」にしない

パニック症は、そもそもは体質的な要因が大きいものです。まずは、今、本人が必要としていることはなにか、なにをすればよいかということを中心に考えていきましょう。

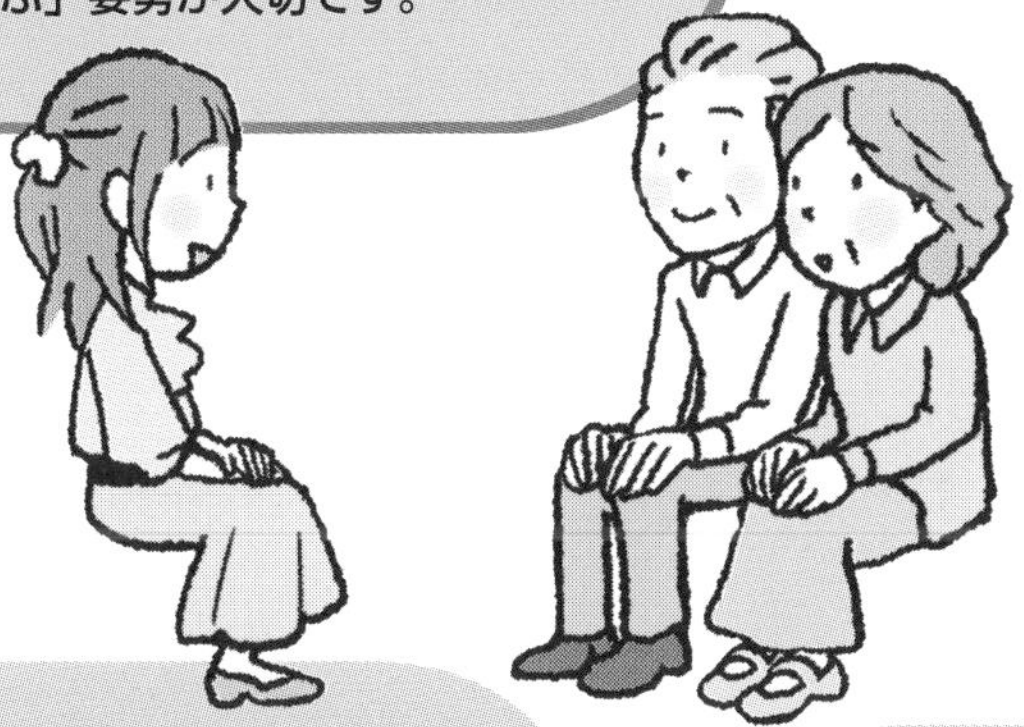

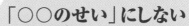

治療に否定的なことを言わない

「薬に頼っていると依存症になる」「長く飲まないほうがいい」などと、不正確な情報で、治療を否定しないでください。認知行動療法などの取り組みについても、「そんなことで治るの？」などと、意欲をそぐような発言をするのは避けてください。

ほどほどにつきあう

医療機関への受診の際、本人が嫌がらなければつきそい、いっしょに主治医の話を聞くようにすると、どんな点に気をつけてサポートしていけばよいかわかりやすくなるでしょう。また、エクスポージャーを進めるうえで協力できる場面もあるでしょう。

ただし、世話を焼きすぎると、本人の治療意欲がそがれることもあります。ほどほどの距離感も大切です。

大きな決断は保留にするよう促す

うつ状態のときは判断力が低下します。退職や退学、パートナーとの離別など、重要な決断をしようとしているときは「今、決めなくていいよ」と、引き留めてください。状態が改善したあと、自分の決定を後悔することが多いからです。

COLUMN

「先輩たち」に聞く、パニック症とのつきあい方・その2

「パニック障害・社交不安障害患者会〜なかまの会〜」のホームページに寄せられた、患者さんの声の第2弾。療養の参考にしてください（表現の一部は改変）。

つらい感覚に耐えられたのはすごいこと!

発症したばかりの頃は、部屋からトイレへ移動するだけでもパニック発作が出ていました。今でも、なにが最も怖いかと聞かれれば「発作が起こること」と答えます。「死ぬような思いを突然に何度も感じる」なんて、つらいことです。

でも、何度も何百回も、外出に、乗りものに、会合にトライするうちに、必ず脳は慣れてきます。「薄紙を剝ぐように治る」と、なかまの会の先輩に言われたとおりでした。

今は日常生活には支障がないほどに回復してきましたが、ストレスが重なったり、大きな変化に出会ったりすると、確実に発作の引き金になるので、この1年間は体力の底上げに取り組んでいます。

私たちは「死ぬかもしれない、倒れるかもしれない」感覚に耐えられたのです。これはすごいことです。どうかご自身で自分に合ったなにかをみつけて一歩ずつ進んでください。

先輩患者さんが心がけていること

★つらいときにはジタバタせず、エネルギーを消耗しないようにしています。健康な人にはわからないつらさの分だけ、よいものも敏感に多く得られる存在でありたい、いいえ実際、そうであると思っています。

★一人でもよいから、理解してくれる人をみつけ悩みを聞いてもらう。また、その人の悩みも聞けるよう心がけています。

★家族などに理解を求めるだけではなく、感謝の気持ちを伝えるようにしています。いつもお世話になっている人の役に立てたとき、すごく自分を肯定できる気がします。

★不安がないといえばウソになります。でも、思いどおりにならないことを嘆くより、思いがけず与えられたうれしい出来事を、素直に喜んで過ごしていけたらいいかなぁ、と思えるようになれました。

●編集協力　オフィス201、柳井亜紀
●カバーデザイン　松本　桂
●カバーイラスト　長谷川貴子
●本文デザイン　新谷雅宣
●本文イラスト　梶原香央里、千田和幸

健康ライブラリー イラスト版

パニック症《しょう》と過《か》呼《こ》吸《きゅう》
発《ほっ》作《さ》の恐《きょう》怖《ふ》・不《ふ》安《あん》への対《たい》処《しょ》法《ほう》

2020年11月24日 第1刷発行

監　修　稲田泰之（いなだ・やすし）
発行者　渡瀬昌彦
発行所　株式会社講談社
東京都文京区音羽二丁目12-21
郵便番号　112－8001
電話番号　編集　03-5395-3560
販売　03-5395-4415
業務　03-5395-3615
印刷所　凸版印刷株式会社
製本所　株式会社若林製本工場
N.D.C. 493　98p　21cm

ISBN978-4-06-521474-9

■監修者プロフィール

稲田泰之（いなだ・やすし）

1992年大阪医科大学卒業。同大学附属病院精神神経科外来医長・リスクマネージャー、同大学神経精神医学教室講師を経て、2005年稲田クリニック開院。2007年医療法人悠仁会理事長。2015年北浜クリニック開院。クリニックでの診療とともに、地域の精神保健事業にも協力し、行政機関・企業などの産業医や相談医を務めている。大学病院でパニック障害専門外来など、長く臨床・研究をおこなっていた経験から、不安やうつ病などのストレス関連の治療、産業精神保健を専門にしている。主な著書に『患者さんに説明できるうつ病治療』『パニック症・社交不安症・恐怖症患者さんのための認知行動療法やさしくはじめから』（共にじほう）などがある。

【監修協力】

楠　無我（くすのき・むが）

公認心理師、臨床心理士。I-QUON株式会社代表取締役。著書に『パニック症・社交不安症・恐怖症患者さんのための認知行動療法やさしくはじめから』（じほう）がある。

■参考文献

稲田泰之監修『認知行動療法サポートブック～パニック障害編～』（I-QUON社）

稲田泰之監修『認知行動療法サポートブック～社交不安障害編～』（I-QUON社）

稲田泰之監修『自分でできる復職プログラムサポートブック』（I-QUON社）

稲田泰之／楠無我著『パニック症・社交不安症・恐怖症患者さんのための認知行動療法やさしくはじめから』（じほう）

貝谷久宣監修『よくわかるパニック症・広場恐怖症・PTSD』（主婦の友社）

貝谷久宣監修『パニック症（パニック障害）の人の気持ちを考える本 』（講談社）

関陽一執筆・編集／清水栄司監修「パニック障害（パニック症）の認知行動療法マニュアル（治療者用）」（厚生労働省）